AF494067

L'AMIRAL DE BRETAGNE,

roman inédit,

PAR

ERNEST MESNARD.

TOME PREMIER.

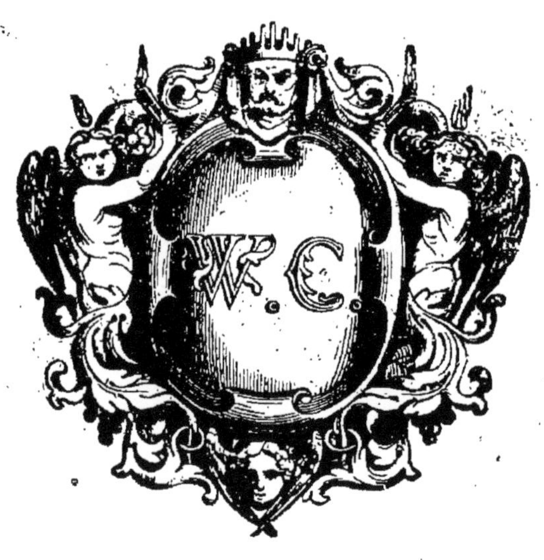

PARIS,

W. COQUEBERT, ÉDITEUR,

48, RUE JACOB.

1842.

L'AMIRAL
DE BRETAGNE.

PARIS. — IMPRIMERIE COSSON, RUE SAINT-GERMAIN-DES-PRÉS, 9.

L'AMIRAL DE BRETAGNE,

ROMAN INÉDIT,

PAR

ERNEST MENARD.

TOME PREMIER.

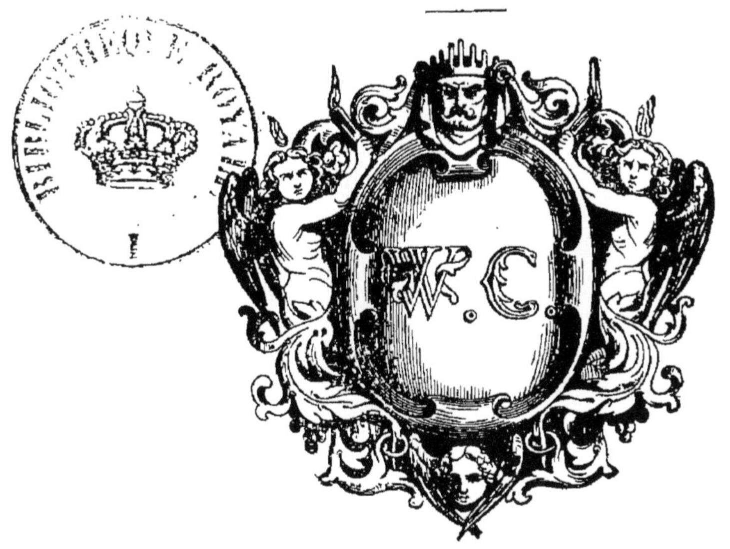

PARIS,
W. COQUEBERT, ÉDITEUR,
48, RUE JACOB.

1842.

À MON AMI

ANSELME LUMINAIS.

I.

En l'année 1488, dans la soirée d'un jour d'automne nébuleux, un vent de sud violent poussait impétueusement la marée montante sur les rochers sombres qui bordent la côte de Port-Navalo, village maritime, situé dans la presqu'île de Rhuis, à l'entrée du Morbihan.

Toutes les forces navales du lieu, composées de chaloupes de trois à dix tonneaux, servant à la pêche, au pilotage ou au passage des voyageurs à Lok-Maria-Ker, sur l'autre rive du détroit, retenues par le mauvais temps, étaient amarrées à la côte. En dehors de la ligne des vagues, un joli navire dont la coupe et le grément annonçaient la destination aux navigations lointaines, roulait gracieusement sur ses ancres. Sa coque, bien que très-forte en bois, était beaucoup plus effilée que l'usage ne le permettait; car, à cette époque, où l'on eut regardé comme une grave innovation de faire un navire trois fois plus long que sa largeur, celui-ci avait au plus treize pieds de bau sur une longueur de quille de cinquante pieds environ, hardiesse encore inusitée dans la structure des vaisseaux de l'Océan (1).

(1) Les galères de la Méditerranée étaient construites sur d'autres proportions que les vaisseaux de l'Océan, et beaucoup plus effilées. Les marins qui trouveraient matière

Une riche bannière était arborée sur sa poupe; ses plis moelleux déroulaient dans leurs festons ondoyans la croix de gueules au drap d'argent, pavillon royal anglais. Ce léger bâtiment, du port de cinquante tonneaux, armé d'une couleuvrine de fer et de quatre pierriers en bois, était une frégate de guerre du roi d'Angleterre Henri VII.

Son équipage était à Port-Navalo; on n'apercevait à bord que trois ou quatre hommes de garde, les coudes appuyés sur la lisse, contemplant avidement la terre où leurs compagnons étaient à se rafraîchir; la terre, dont les exhalaisons leur arrivaient comme d'enivrantes séductions, apportant avec elles le souvenir des joies passées, le regret des plaisirs perdus.

à observation, soit dans mes termes ou dans mes détails maritimes, voudront bien considérer en quel temps se passe mon récit. J'ai apporté sur ce sujet une exactitude scrupuleuse.

L'humble bourgade qui absorbait les pensées de ces marins, se composait d'une seule rangée de maisons assises au bord de la côte, et s'étendant depuis le chemin d'Arzon, qui mène dans la terre de Rhuis, jusqu'au promontoire couvert de rochers énormes, au milieu desquels on montre encore aux voyageurs les restes d'un camp romain.

Toutes les maisons, solidement construites en pierres, avaient généralement un air d'aisance et de propreté peu ordinaires en Bretagne, où l'on ne sacrifie pas au luxe des habitations. Quelques-unes, plus prétentieuses, montraient même dans leur tournure ou dans les ornemens qui décoraient les façades, l'intention qu'avait eu leurs constructeurs d'importer à Port-Navalo certaines coutumes étrangères en témoignage de leurs pérégrinations. Ainsi, plusieurs fenêtres, dont le linteau était blanchi à la chaux, joignaient à des volets verts le luxe des chassis vitrés; d'autres avaient de larges auvens de bois ouvré, supportés par des cariatides de granit, œuvre du ciseau inhabile de quelque sculpteur de l'endroit.

Plusieurs cabaretiers, dédaignant la branche de gui, antique symbole de leur commerce, avaient poussé l'amour des innovations jusqu'à adopter la mode toute nouvelle des enseignes. Une seule mérite d'être citée. Sur un tableau de deux pieds carrés, suspendu à la porte d'une maison de belle apparence, on distinguait dans une masse d'enluminures, dont les couleurs détériorées par des ouragans successifs se confondaient en une teinte brune, la forme d'une femme sans tête, avec cette maligne exergue : *Tout est bien*. Encore cette inscription si peu galante n'était pas assombrie, comme le reste du tableau, mais se détachait en lettres blanches d'un éclat impertinent, restaurées tout nouvellement par un plaisant de mauvais goût.

Derrière ces maisons étaient de petits jardins séparés par des murs de clôture à hauteur d'appui. Des champs labourés s'étendaient jusqu'au bourg d'Arzon, éloigné d'une demi-lieue.

Malgré les embellissemens qu'on avait fait depuis un siècle dans les constructions de Port-Navalo, les façades badigeonnées et les pignons aux toits pointus, l'aspect de ce village, au bord d'une mer mugissante, était sombre et mélancolique. D'énormes rochers noirs, entassés à la pointe de Navalo, ressemblaient à un immense amas de ruines. Les vagues écumeuses venaient déferler bruyamment sur le rivage, couvert de touffes d'herbes marines d'un vert noir, qui flottaient entre deux eaux. L'œil attristé n'apercevait pour se distraire que quelques arbres au feuillage rare, étiolés, à l'abri des maisons qui leur avaient permis de vivre; et çà et là, au bord d'une source, une étroite lisière d'herbe, tondue de près par les bestiaux affamés, et dont la maigre verdure, loin de satisfaire le regard, rendait plus désolante l'aridité de la campagne.

Les personnages qui animaient ce tableau étaient peu nombreux et n'offraient pas dans leurs physionomies ni leurs occupations les élémens que choisit d'ordinaire un romancier pour saisir de prime abord son lecteur. Des femmes, à qui on laisse sur toute cette côte le soin des travaux champêtres, regagnaient lentement le village en portant leurs instrumens de labour. D'autres, assises sur leurs portes, raccommodaient des filets en surveillant de jeunes enfans qui faisaient voguer des navires d'un demi pied dans des flaques d'eau laissées par la dernière marée.

Plusieurs groupes de marins se promenaient sur le rivage en observant l'horizon qui présageait une tempête.

Au sein de cette nature âpre, en présence de l'Océan courroucé, on entendait, par un contraste frappant, les éclats d'une folle gaîté sortir du cabaret à l'enseigne de la *Femme sans Tête*.

Dans une vaste salle dont le plancher disparaissait sous un dôme de noire fumée, étaient assis joyeusement, devant une longue table chargée de brocs et de tasses, vingt marins de de la frégate. Une seconde table, qui régnait parallèlement à celle-ci, de l'autre côté de la chambre, servait aux habitués du lieu, la plupart pêcheurs, pilotes ou marins. Une haine mutuelle séparait, plus encore que la distance qui existait entre les tables, les Bretons des étrangers. Mais un traité d'alliance récemment conclu entre les deux états et les canons de la frégate embossée si près du rivage, étaient des motifs suffisans pour empêcher les habitans de chercher querelle à leurs hôtes, sans un prétexte raisonnable, que ceux-ci, occupés à se divertir, n'avaient pas encore donné, retenus qu'ils étaient d'ailleurs par la présence des deux officiers principaux, le pilote hauturier et le maître (*rector navis* des Latins) que l'on distinguait au sifflet d'argent fastueusement pendu à son cou par une chaîne de même métal; de sorte que les uns et les autres s'étaient bornés jusqu'ici à se mesurer du regard, comme deux mâtins, anciens ennemis, forcés de vivre momentanément sous le même toit.

Non loin des Anglais, qu'il observait en dessous, dans l'angle d'un grand dressoir, un jeune marin, assis sur un escabeau, buvait silencieusement une modeste mesure de cidre. Il était vêtu d'un haut-de-chausses et d'un surtout de toile blanche garni de boutons de corne; une ceinture de laine rouge tricotée serrait sa taille et comblait le vide existant entre ses chausses et le gilet de droguet qui garantissait sa poitrine. Un long couteau à gaîne, semblable à ceux dont se servent les pêcheurs pour éventrer le poisson, garni d'une poignée de corne et de clous à tête d'argent, était passé dans sa ceinture. Il avait un bonnet de laine rouge foulée, d'où s'échappait une profusion de cheveux bruns tombant en boucles sur ses épaules. Sa taille au-dessous de la moyenne, malgré son peu d'élévation, était parfaitement prise. Ses membres, exercés de bonne heure aux rudes travaux de son métier, avaient acquis une agilité et une vigueur remarquables. Sa figure pleine, ses joues brunies et hâlées, annonçaient une heureuse constitution et une santé florissante. Ses yeux noirs, brillans et vifs, son nez aquilin, sa bouche assez grande et retroussée vers les coins, dénotaient l'intrépidité, l'audace et la résolution. Au total, ce jeune homme, qui paraissait âgé de vingt-cinq ans environ, était le vrai type du marin; il en avait les qualités et la rudesse, que tempérait cependant un extérieur plus distingué qu'il n'est ordinaire de le trouver dans cette classe.

Plusieurs fois déjà les Anglais, par de piquantes allusions, l'avaient averti que sa présence à côté d'eux leur déplaisait; mais le marin, comme s'il n'avait pas supposé être l'objet de ces propos indirects, était resté calme et tranquille à sa place, sans faiblesse comme sans bravade.

— Par Saint-Georges! dit l'un d'eux à demi-voix, voilà un gaillard bien osé!

— Un marsouin qui s'est égaré du troupeau. Passez-moi un bout de corde pour le remettre dans sa route.

— Envoyez le gourmette (1) traîner son faubert sur le pont.

— Paix là, matelots, taisons-nous, dit le pilote hauturier.

— Prenez des ris dans vos langues, ajouta le maître, petit homme avancé en âge et dont les traits étaient ceux d'un véritable loup de mer; on vous a conduits ici pour vous divertir honnêtement, comme il convient à de braves marins anglais, craignant Dieu et servant le roi. Vous avez liberté de boire jusqu'à ce que vos soutes à pain se gonflent comme une voile qu'on mouille pour lui faire prendre le vent; que désirez-vous de mieux? Le premier qui s'avisera de brouiller les ma-

(1) A bord des vaisseaux portugais, le gourmette remplissait certaines fonctions inférieures, auxquelles on emploie les novices de nos jours.

nœuvres ici ira ce soir au cabestan prendre mesure d'une chemise rouge (1).

— C'est bien parlé, maître Aldrick, repartit un marin dont la mise était plus soignée que celle de ses camarades; cependant, selon mes pauvres moyens, je pense qu'il n'est pas dans les règles de voir ces pêcheurs de merluche assis à la même table que des serviteurs du roi. J'ai cru en vidant ma tasse avaler de l'huile de poisson.

Les marins, à cette plaisanterie, partirent d'un grand éclat de rire, et leur insolence allait enfin passer les bornes, quand maître Aldrick intervint.

— Par les étais d'artimon ! s'écria-t-il, en appuyant avec bruit sa main goudronnée sur la table, n'as-tu pas honte toi, Shelley, de donner le mauvais exemple ! Si mes

(1) En langage vulgaire : recevoir sur le dos.

quartiers-maîtres sont les premiers au désordre, qui m'aidera à gouverner ?

— Maître Aldrick, vous conviendrez que ces Bretons....

— Tais-toi, Shelley, tu parles trop. Nous sommes venus ici pour boire et non pas pour jaboter comme une réunion de commères. Allons enfans, au roi notre sire Henri VII, santé et prospérité !

Ce toast royal, proposé par un personnage de cette importance, fut accueilli par de bruyantes acclamations. Les marins remplirent leurs tasses ras le bord, et les vidèrent d'un seul trait, pour attester leur dévouement à la personne du monarque.

Maître Aldrick, après avoir bu, passa la langue sur ses lèvres et prenant un air important :

— Enfans, dit-il, moi et maître Peel, notre digne pilote hauturier, qui tient le ciel au bout de son arbalète (1), nous sommes à bord les deux seuls qui sachions faire autre chose que de haler sur une manœuvre, donner un coup d'aviron, courir tête baissée sur l'ennemi comme des taureaux du Lothian et boire comme des moines irlandais. En qualité de nautonniers consommés, nous devons vous servir de guides, de même qu'un vaisseau amiral qui porte son fanal en poupe, dirige la marche d'une escadre. Or çà, écoutez-moi, matelots : quoiqu'il puisse en coûter à des enfans de la joyeuse Angleterre pour dissimuler leur rancune, il faut oublier aujourd'hui que les Bretons sont nos ennemis naturels, car nous sommes destinés à courir la même bordée.

— Par tous les diables, est-il possible ?

(1) Instrument gradué dont on se servait pour prendre hauteur à la mer.

s'écria le quartier-maître, interprète de l'étonnement des marins.

— Exactement, dit maître Aldrick, d'un ton pincé; mais, Shelley, ne pourrais-tu pas te défaire de cette mauvaise habitude d'avoir le diable à tout propos sur les lèvres? Celui qui joue avec le feu finit par se brûler les doigts. — Vous voil à tous ouvrant la bouche aussi grande que les écubiers d'une caraque (1), et je conçois que cette nouvelle vous brouille un peu les idées; écoutez voir l'explication : Sa Seigneurie le duc de Bretagne, François II, le bon duc, comme ils l'appellent par ici, a trépassé depuis quelques mois, à Couëron, un château au bas de la Loire. Il n'a laissé pour hériter de sa

(1) La caraque était un vaisseau portugais de grande dimension, et l'écubier est un trou rond pratiqué sur l'avant du vaisseau pour le passage des cables.

couronne que ses petites fillottes, mesdames Anne et Isabeau, sous la tutelle du maréchal de Rieux. Un grand seigneur du pays, le vicomte de Rohan, qui est parent de la famille, prétend avoir des droits sur le duché; le roi de France, Charles VIII, siffle aussi la même chanson, et déjà il s'est saisi de plusieurs places fortes et châteaux. Voyant çà, la petite duchesse a envoyé ses ambassadeurs vers notre seigneur le roi pour lui demander des secours. J'estime que Henri se soucie de la duchesse comme d'un bout de vieux filin; mais il n'a pas envie de voir les Français s'emparer de la Bretagne. Voilà pourquoi on arme une flotte en grande hâte, et nous sommes venus en apporter la nouvelle. — Cela me fait penser que messire l'envoyé du roi est bien long-temps dans sa chevauchée à terre. Je crains qu'il y prenne racine, et nous laisse sur cette mauvaise côte. Pendant qu'il file son nœud avec une bête entre les jambes, comme si un bon chrétien devait se plaire ailleurs que sur un plancher de chêne bien aclampé et goudronné, *la Sainte-Ursule* est là, battue par le flot, à deux doigts de mauvais rochers. — Compère Peel, ajouta-t-il, en regardant par la croisée d'où l'on voyait distinctement la frégate, la mer grossit à vue d'œil, le vent souffle comme un damné : en cas d'avarie, si nous retournions à bord ?

— Nous sommes ancrés en bon fond, répondit le pilote en se versant une tasse de vin. Crois-moi, Aldrick, tenons-nous en belle humeur sans craindre que tes ancres dérapent ou qu'il se casse un brin de chanvre dans tes câbles.

— Compère Peel, répartit le maître avec une certaine aigreur : l'amarrage du navire est une affaire qui me regarde, et vingt années de maistrance au service de Sa Majesté me permettent d'en parler plus savamment qu'un hauturier. A toi la boussole, les cartes marines et les astres ; à moi les voiles, l'artillerie et les manœuvres pratiques.

— C'est précisément l'observation que je t'ai faite avant-hier à notre débouquée du Four : ne soutenais-tu pas que pour entrer en Bretagne-Baranchier, il fallait courir sur Beniguet, quand tout pilote est pour dire qu'on laisse porter sur Saint-Mahé en droite ligne ?...

— Et je soutiens que tout pilote en le disant se tromperait, répartit fortement Aldrick ; ce n'est pas la première fois que j'ai visité ces parages, je suis à même d'en parler.

— Compère Aldrick, dit le pilote en baissant la voix, pour l'honneur du nom anglais, que ceci reste entre nous : ces rustres Bretons nous écoutent...

— Eh bien ! as-tu peur d'en trouver un parmi eux qui me donne raison sur toi, compère Peel? Il serait mieux de convenir tout franchement que tu as commis une erreur; ne dit-on pas que le sage en commet sept à la journée?... Au surplus, dès notre arrivée dans le premier port anglais nous viderons le différend.

— Messires les maîtres, dit le jeune marin qui les écoutait en souriant, sans aller si loin, on peut vous mettre d'accord.

— Vois-tu, Aldrick, où te mène ton obstination...

— Attends, attends qu'il décide. Voyons, l'ami, quoiqu'on ne dût guère s'attendre à voir des officiers royaux s'en remettre au jugement d'un petit marin étranger, prononcez le vôtre en conscience et ne nous faites pas languir. Un oui ou un non suffit; qui a raison entre le pilote et moi?

— Maître Aldrick, repartit le jeune marin d'un ton aisé, une réponse aussi brève ne saurait vous mettre d'accord. Le pilote n'a pas raison.

Le pilote haussa les épaules, son compère se caressa le menton.

— Le pilote n'a pas raison, et vous, maître, vous avez tort; donc un oui ou un non ne suffit pas entre vous.

— Voilà ce qu'on gagne à écouter ces gens-là, dit maître Peel avec dédain.

— De quelque part que provienne un bon avis, on doit le bien recevoir. Grâce à moi, vous saurez désormais comment entrer en Bretagne. Arrivé par le travers de Saint-Mahé, on va au Four, portant Saint-Mahé découvert dehors la pointe du conquet.

Aldrick, sans daigner répondre, porta la

tasse à ses lèvres d'un air de mépris superbe. Le pilote fut moins réservé.

— L'ami, dit-il, Corentin, Malo, Gildas, ou quelque soit votre nom.

— Hervé Primoguet est le mien.

— Eh bien! Hervé Primoguet, je voudrais, dans votre intérêt, vous tenir un an à mon bord afin de vous inculquer le respect que la jeunesse ignorante doit aux hommes d'âge, de savoir et d'expérience. Si nous avons eu, le compère Aldrick et moi, la condescendance d'échanger quelques paroles avec vous, il ne faut pas en conclure que cette faveur vous permet de traiter de pair à égal avec des officiers royaux. Vous avez donné votre avis, vous l'avez fait, j'en conviens, avec une rare assurance; mais cela prouve-t-il que vous avez raison et que le métier dont vous parlez vous soit connu? Nullement, mon cher. Si on vous faisait la plus simple question marine pour éprouver votre savoir....

Il réfléchit un moment et se creusa l'esprit pour trouver une difficulté.

— Oui, si je vous demandais seulement, à vous qui faites le marin, comment court la marée à la mule de Galloway en Écosse?

— A la rigueur, un Breton pourrait l'ignorer, répondit Hervé tranquillement: elle court sud-est et nord-est, la lune au sud; c'est pleine mer.

Maître Peel, à cette réponse inattendue, regarda Hervé d'un air d'étonnement bien senti, serra les lèvres et se détourna sans dire mot, de peur que celui-ci lui proposât à son tour une question qu'il pourrait être moins bien préparé à résoudre. Personne ne se méprit sur la cause de son silence.

— Par Saint-Yves! garçon, dit un vieux pilote côtier assis parmi les Bretons, quand je t'ai pris, à l'âge de huit ans, dans ma barque, pour vider l'eau et mettre les voiles au sec, je ne pensais pas que tu deviendrais si savant. Ce que c'est que de voyager! A cette heure, tu prendrais le dessus du vent sur les plus habiles du pays.

— C'est qu'au pays des aveugles, les borgnes passent pour voir clair, dit maître Aldrick avec un accent dédaigneux. C'est vous sans doute, mon garçon, j'en juge à votre suffisance, qui vous êtes permis ce matin de critiquer la frégate, la plus jolie pièce de navire que possède le roi Henri. Puisque vous voilà, je serais curieux de savoir ce qu'elle vous offre à reprendre?... Il est bon de vous avertir que j'en ai fait le gabarit (1), moi qui vous parle.

— En ce cas, maître Aldrick, si vous ai-

(1) Modèle qui sert à régler le contour des membres d'un vaisseau.

mez les éloges, n'en tirez pas vanité aussi long-temps que vous resterez sur nos côtes.

— Par Saint-Georges! entendez-vous le ficheleu (1), s'écria le maître d'un ton d'indignation que tempérait le mépris; compère Peel, nous sommes bien tombés, son honneur va nous enseigner l'art des constructions navales.

— C'est à quoi je m'engage, répartit Hervé avec un calme imperturbable. Il s'agit donc de démontrer les défauts de votre frégate, je n'ai que l'embarras du choix. En premier lieu, un navire de ce tonnage, destiné à naviguer dans vos mers, doit avoir la quille moins longue; elle pourrait convenir dans les ports d'entrée de la Méditerranée, mais pour l'Océan, avec ses havres de marée, elle est exposée à se rompre sur les fonds; se-

(1) On appelait ainsi le mousse à bord des caboteurs et pêcheurs hollandais.

condement, si les proportions de sa quille peuvent favoriser sa marche, elles la rendent plus difficile à tenir, et sa voile latine d'artimon est trop étroite pour assurer le gouvernail ; ensuite votre étable n'a de quête que la largeur du navire, ce qui ne suffit pas à la longueur de la quille, attendu le peu de largeur du bau. Enfin, autant que la distance m'a permis d'en juger, le bau de l'équerf et celui de lof ne diminuent que d'un tiers du maître-bau, ce qui est encore une faute pour un bâtiment aussi long, qui ne devrait porter dans ces parties que la moitié de son bau.

En entendant ces raisonnemens judicieux, qui annonçaient une connaissance approfondie de l'architecture navale, maître Aldrick ne trouvant rien à y répondre, mais trop vain et trop gonflé de soi-même pour rendre sincérement hommage aux connaissances d'un rival, se renferma dans un superbe dédain qui couvrait mal son dépit.

Les matelots anglais que la vanité personnelle n'aveuglait pas ainsi que leurs patrons, regardaient Hervé comme un homme extraordinaire, et les Bretons réunis dans le cabaret, participant à son triomphe, ne trouvaient pas de termes assez énergiques pour rendre leur admiration.

Le jeune marin, voulant se soustraire à cette ovation flatteuse, jeta sur la table un denier en paiement de son écot, et s'arrêtant devant les maîtres, il dit en élevant la voix :

— Messires les Saxons, vous pouvez dans votre île brumeuse vous vanter devant un pot d'ale d'être les premiers hommes de mer; vos femmes et vos enfans n'auront garde de vous contredire; mais dans la Bretagne-Armorique n'est pas cru marin qui le dit. Maître Aldrick, vous connaissez ceci, ajouta-t-il en tirant de son sein un sifflet d'argent ciselé; celui qui le porte a le droit de se dire votre égal, et maître Peel ne niera pas qu'un apprenti de Pierre Garcie de Saint-Gilles ne puisse être un pilote capable de prendre hauteur avec lui. Portez-vous bien... Jusqu'au revoir...

Il sortit du cabaret.

Maître Aldrick, embarrassé de sa contenance, avala une tasse de vin, et, comme il arrive souvent, il trouva au fond de sa coupe une heureuse inspiration.

— Par *la Sainte-Ursule!* dit-il, en changeant soudain de langage et de manières, le jeune homme a filé son câble, et c'est ce dont je me plains. Après avoir eu un bout de discussion ensemble, il eut été mieux de vider un pot d'amitié. — Compère Peel, n'estimes-tu pas qu'il a manœuvré bien à point pour nous conduire sur les brisans?... Qui diable aussi eut pensé que cette jeune barbe portait le sifflet de maître... Encore l'avait-il caché!...

— Et qui donc se serait imaginé trouver dans ce cabaret un apprenti du meilleur pilote français, ajouta le compère Peel; je donnerais de bon cœur un jacobus pour le revoir.

— C'est ce qui vous arrivera avant qu'il soit bien long-temps, dit un jeune pêcheur qui sortit sur ces paroles sans donner plus d'explications.

— Eh bien! compère, attendons-le... Je voudrais lui demander s'il partage l'opinion de Platon ou de Pythéas touchant le flux et le reflux.

— Et moi j'aimerais à savoir s'il tient pour arborer les mâts de hune sur l'arrière, à la mode des Levantins, ou sur l'avant, comme le font les Ponantais.

— Matelots! continua Aldrick, en se tournant vers la table des Bretons, ce jeune maître est-il du pays?...

— Hervé Primoguet est un vrai Breton-bretonnant, répondit le vieux pilote déjà cité, mais il n'est pas né au village de Port-Navalo. Son père et sa mère étant morts, je l'ai recueilli dans ma barque pour faire son apprentissage, sans me douter, quand je lui allongeais un coup de corde sur le dos, de ce qu'il serait un jour venant. Au surplus, c'était pour son bien, il ne m'en garde pas rancune. Il y a eu sept ans, à la fête de Notre-Dame, qu'il m'a quitté pour s'embarquer sur un navire qu'on armait au port du Croisic. Il est de retour depuis avant-hier seulement. Je croyais que, comme tant d'autres, il avait bu à la grande tasse...

— Et ne sait-on pas ce qu'il a dessein de faire?...

— Il n'en a pas soufflé mot ; mais vous comprenez bien qu'il démarrera bientôt d'ici, sa place est marquée ailleurs.

— Ma foi ! s'il veut faire une croisière à bord de *la Sainte-Ursule*, nous lui pendrons un hamac au plus haut de la cabane. N'estimes-tu pas, compère Peel, que sa société nous divertirait assez ?...

— Oui... je pourrais lui expliquer à loisir mes observations singulières touchant le flux et le reflux...

La conversation continua sur un ton assez amical entre les marins anglais et les pêcheurs du Morbihan. Enfin, la nuit étant tombée, et le vent continuant à souffler avec violence, les deux officiers royaux se décidèrent à rejoindre la frégate, en chargeant les Bretons d'avertir Hervé qu'ils descendraient le lendemain, pour lui parler, à l'enseigne de la *Femme sans tête*.

II.

En sortant du cabaret, Hervé Primoguet, accompagné du jeune pêcheur, se dirigea vers la pointe de Navalo.

L'ouragan avait augmenté de violence avec la nuit, qui s'avançait rapidement, favorisée par les nuages sombres qui roulaient pesamment au ciel. La mer, d'un bleu foncé, se soulevait en innombrables sillons couronnés d'écume lumineuse; et des vagues énormes, qui prenaient leur élan du sein de ses profondeurs, éclataient avec furie sur la côte, et au large sur les brisans qu'elles entouraient de jets brillans et de magnifiques colonnades. Les oiseaux marins, avertis par ces indices d'une tourmente, regagnaient leurs sauvages retraites, en poussant des cris aigus qui se mariaient au fracas de l'Océan déchaîné, aux mugissemens de la rafale impétueuse.

Le jeune pêcheur, subissant l'influence que la colère des élémens exerce sur l'esprit des hommes, secoua la tête d'un air d'inquiétude et de crainte, et tourna les yeux sur Hervé, espérant peut-être trouver chez le marin l'expression des sentimens qu'il ressentait; mais la marche ferme, les yeux animés et les sourcils froncés de son compagnon n'annonçaient pas qu'il partageât sa faiblesse; au contraire, tout en lui révélait un calme fier, une résolution prononcée.

— Eh bien, Hervé, est-ce décidé ? demanda-t-il timidement.

— Si le ciel n'y met pas d'obstacles. La mer est sale, je crains qu'ils retournent à bord.

— La marée va étaler tout-à- l'heure, le vent pourra baisser avec le jusant.

— Je n'en crois rien, dit Hervé, regarde comme la mer est bleue, c'est un présage de vent du sud, et ces flocons d'écume annoncent une tempête violente. Là-bas sur les rochers, j'ai vu les cancres pre dre des cailloux dans leurs pattes et s'enfoncer dans le sable : nous aurons de l'eau et du vent.

— Jésus! çà devient inquiétant, dit le pêcheur, en jetant les yeux sur la mer; si le coup réussit et qu'il nous arrive une tempête, où nous mettrons-nous à l'abri?

— Au large donc! on n'y a pas à redouter les écueils.

Le pêcheur se gratta la tête.

— Par Saint-Yves! as-tu peur Guerech? tu paraissais si résolu.

—S'il plait à Dieu, je ne manquerai ni de parole ni de cœur, mais l'idée de perdre la terre de vue...

— Laisse ces craintes aux marins d'eau douce qui n'ont qu'à étendre le bras pour arracher une poignée d'herbe. Un pêcheur habitué à naviguer dans les rescifs est à son aise en haute mer... Cependant si tu veux rester, il n'est pas trop tard pour le dire.

— Non ma foi! où tu iras je te suivrai, n'est-ce pas une honte à mon âge d'être collé à la côte comme une huître sur son rocher, quand tu as déjà parcouru le Levant et le Ponant; hisse le tourmentin, adieu, va! et vogue la barque où le ciel voudra nous conduire.

En arrivant à la pointe de Navalo, ils trouvèrent quatre jeunes gens, qui les attendaient, cachés derrière les rochers. Hervé leur serra la main et se plaça au milieu d'eux ; puis, sans autre préambule, comme un homme qui marche droit à son but, il leur dit d'une voix assurée :

— Eh bien, amis, êtes-vous prêts ? l'heure d'agir est arrivée.

— Tout est prêt répondit un des marins. Nous avons pris la chaloupe du vieux Peoch, la meilleure marcheuse du port.

— Où est-elle ?

— Dans les rochers sous la garde de Ledreff.

— Je vous vois vos couteaux à tous, mais n'avez-vous pas d'autres armes ?

— Les harpons et les haches sont dans la

chaloupe avec deux ou trois arquebuses.

— Les haches et les harpons conviennent à de braves marins, mais par Saint-Yves, point d'arquebuses! nous ne sommes pas assez forts pour nous attirer tout l'équipage sur les bras.

— Tu sais mieux que nous comment il convient de s'y prendre. C'est à toi de commander puisque tu as monté le coup.

— Et nous pourrons nous vanter d'être conduits par le plus fameux marin qui ait jamais sifflé le vent (1), dit Guérech. Si vous aviez vu comment il a coulé le maître et le pilote anglais.

— Nous en parlerons plus tard, laisse-moi dire un mot aux amis. — Ah ça, enfans, c'est décidé, nous allons prendre la frégate. Si on nous demande de

(1) Les marins étaient dans l'usage de siffler le vent durant le calme, croyant ainsi le faire venir.

quel droit nous agissons, nous répondrons que c'est du droit que tout homme a de venger ses offenses quand il en trouve l'occasion; ce droit n'est pas moins sacré que celui qu'ont invoqué les nobles rois de la mer, dont on nous raconte les exploits, et les braves pirates qui font la course aujourd'hui; et qui niera que l'Angleterre n'est pas l'ennemie de la Bretagne ! n'avons-nous pas assez de crimes, de vols, de pillages et de défaites à venger ? C'est une faible revanche pour bien des parties perdues. D'ailleurs je hais les Anglais. Si l'on prétend qu'ils viennent pour aider notre duchesse, nous objecterons que celui-là serait bien fin qui pourrait dire qui est roi, duc ou duchesse en Bretagne, quand la couronne est réclamée par tant de compétiteurs. Or, n'est-il pas à propos que de braves garçons qui n'ont rien de mieux à faire, prennent un peu l'air de la mer, jusqu'à ce qu'ils sachent au juste quel pavillon arborer. En attendant nous combattrons pour l'honneur de la Bretagne et la gloire du nom Breton. Sommes-nous d'accord, est-ce décidé ?

— Oui, oui, c'est décidé, à la vie et à la mort, répondirent énergiquement les marins.

— Allons, c'est bien, dès que la frégate sera prise nous évanterons de la toile, et demain nous relâcherons sur la côte pour compléter notre équipage. Après cela nous irons où Notre-Dame et Saint-Yves nous conduiront. —La frégate est bonne voilière, elle est pourvue d'artillerie, de vivres et de munitions : avec ce navire sous les pieds, nous sommes en passe de devenir aussi fameux que Dionides, Chipandas, Gimère, Lauria, et les plus fameux pirates du Levant et du Ponant. Surtout tenez-vous tranquilles, jusqu'à l'instant où je commanderai d'agir, vous m'avez choisi pour chef, j'exige de la soumission.

Tous les marins lui jurèrent de se conformer exactement à ses ordres. Hervé monta sur un rocher, d'où il observa la côte et la frégate anglaise dont les légers esparres ne se dessinaient plus qu'à peine sur le fond sombre du ciel. N'apercevant rien qui contrariât son projet il fit signe à ses compagnons de le suivre au bord de la mer. Une chaloupe de pilote était amarrée entre deux rochers avancés. Hervé y sauta de ce pied sûr et léger qui appartient aux gens de mer, et se rendant à l'arrière, il assigna à chacun le poste qu'il devait occuper et donna toutes ses instructions avec une sagacité, un calme et une précision, qui, dans un pareil moment, prouvaient qu'il eut été digne de présider à une plus grave expédition.

Guérech muni d'une gaffe s'assit à l'arrière, un autre marin armé de la même manière, se plaça sur l'avant de la chaloupe. Les quatre autres aventuriers prirent les avirons qu'on avait garnis de toile. Une hache et un harpon étaient à portée de chaque homme pour servir au premier signal.

— Vous êtes tous parés! dit Hervé, d'une voix brève et retenue. Nagez ensemble, ferme et lentement, rentrez un peu vos avirons... plus le manche sera éloigné du toulet, plus vous donnerez de vitesse. Largue la bosse, Dieu nous conduise!

La barque s'éloigna des rochers, et Hervé prenant la barre mit le cap sur la pointe de Saint-Michel de l'autre côté du détroit.

La nuit était complète, aucun astre ne brillait au ciel; la chaloupe entraînée par quatre vigoureux rameurs, dont les efforts réunis le disputaient avec peine aux vents et aux flots impérieux qui la portaient à la côte, seule, silencieuse au milieu des mugissemens tumultueux qui retentissaient dans l'air, ressemblait à ces vaisseaux surnaturels qui se montrent au navigateur au plus fort de la tempête et dont aucune main mortelle ne semble diriger la course.

Arrivés à deux portées de fusil de la frégate, Hervé saisissant une gaffe attira l'un de ses cables que la tourmente avait raidi et le coupa d'un coup de hache. Quelques instans après le cri : nous dérivons, fut poussé sur la frégate et des clameurs confuses arrivèrent à nos marins au milieu du fracas des vagues.

— C'est le moment! dit Hervé. Courage, enfans, nageons ferme, appuyez sur vos avirons.

Animés par la voix d'Hervé, par l'audace de leur entreprise et ce commencement de succès, les marins rassemblant leurs forces emportèrent la chaloupe avec une vitesse sans égale, à travers les vagues courroucées et les gouffres mugissans qui s'ouvraient sur son passage. Un nouveau cri s'éleva au-dessus de l'ouragan.

— Ohé! l'embarcation, ho!

— Nous sommes découverts! courage donc, nous serons à bord avant qu'ils sachent de quel côté nous arrivons.

En disant ces mots, le jeune marin s'empara d'une hache et monta sur son banc, les yeux fixés sur le léger navire qui roulait à quelques pas. Pour la première fois depuis le départ, la figure d'Hervé exprimait une forte inquiétude, car il avait cru entendre une voix répondre à l'appel, et il craignait que la barque hélée, ne fut celle de l'équipage qu'il avait laissé à terre. Cependant sans hésiter un moment, il porta brusquement la barre sur l'avant de la frégate qu'ils accostèrent sous les haubans de borcet (1), auxquels ils accrochèrent les gaffes. Des cris confus retentissaient à bord, et l'équipage courait çà et là sur le pont, occupé sans doute à préserver le navire des dangers qu'il courait par suite de la coupure du cable. Mais personne ne se présenta pour leur disputer l'abordage. Sans jeter un cri, sans prononcer une parole, les hardis aventuriers s'élancèrent à la suite d'Hervé sur le pont de *la Sainte-Ursule*.

Deux matelots anglais qui amarraient une manœuvre dans les haubans furent abattus à coups de hache, deux autres furent percés avec les harpons, mais l'alarme était donnée : l'équipage entier ayant maître Aldrick à sa tête, accourut sur le lieu de l'action. En le recon-

(1) Aujourd'hui hauban de misaine.

naissant à la lueur du fanal qu'on apportait de la poupe, Hervé comprit qu'ils n'avaient plus qu'à se rendre ou à mourir vaillamment, car l'équipage au complet les accablerait sous le nombre. Le dernier parti fut celui qu'ils choisirent. Groupés sur l'avant, les Bretons présentaient à leurs ennemis un front imposant et jusqu'alors impénétrable ; mais tandis que leurs forces s'épuisaient dans des efforts prodigieux, les Anglais avaient eu le temps de s'armer et de combiner leur attaque. Quelques uns d'entre eux montés dans la hune de borcet jetèrent sur les Bretons des cordes garnies de nœuds coulans et les attirèrent ainsi, d'autres armés de gaffes et de longs avirons les assommèrent sans s'exposer à leurs coups. Hervé atteint à la tête tomba sous les pieds des siens. Guérech et deux autres assaillans furent précipités dans la mer. Les trois derniers rougirent le pont de leur sang.

— Hourra pour la vieille Angleterre et Dieu sauve le roi Henri, s'écria maître Aldrick, en retirant un harpon de la poitrine du dernier des assaillans ; c'est bien besogné, matelots ! N'estimes-tu pas, compère Peel, que nous sommes arrivés à temps ? J'avais idée qu'il se tramait quelque chose contre la petite *Sainte-Ursule*. Pauvre belotte ! en quelles mains allais-tu tomber !

— Ah ça, est-ce déjà terminé ? dit le pilote en déposant contre le mât la hache dont il s'était servi ; si tu m'en crois, compère Aldrick, nous allons filer et promptement ; ce qui nous sera facile grâce à l'obligeance qu'ils ont eue de couper le cable. Je ne pense pas qu'ils aient été assez fous pour attaquer avec si peu de monde une frégate de Sa Majesté ; je m'attends à chaque instant à voir tomber à notre bord le corps d'armée de ces Bretons mécréans

— Par Saint-Georges ! il n'a qu'à venir s'il veut suivre l'avant-garde. — Néanmoins ton idée est bonne, d'autant mieux que sa seigneurie l'envoyé nous a donné ordre d'aller croiser sous Ouessant, s'il ne revenait pas le lendemain de son départ. J'estime qu'il lui conviendra mieux de faire le trajet à cheval.

Il appela le quartier-maître.

— Shelley, fais déployer les huniers avec tous les ris pris dedans. — Vous autres, dégagez le pont des camarades qui l'embarassent. Un moment, apportez-moi le fanal. — Ces deux là sont morts, jetez les par dessus le bord, dit froidement le vieux maître, en examinant les cadavres; celui-là remue encore, mais c'est égal, qu'il aille à l'eau..... Eh ! par Saint - Georges ! qu'est - ce que je vois ! Compère Peel, voici, ma foi, le jeune maître. Je ne m'étonne plus s'il critiquait *la Sainte-Ursule*. Les maquignons du comté d'Yorck ne font jamais autrement pour les chevaux qu'ils veulent acheter.

— Il n'est pas mort, je crois qu'il n'est qu'étourdi, l'enverrons-nous avec les autres?

— Il l'a ma foi bien mérité... pourtant ce serait dommage de noyer tant de savoir.

— C'est aussi mon sentiment, il m'a semblé grand connaisseur dans l'art de la navigation; qui sait s'il n'a pas quelque rubrique à nous apprendre.

— C'est à quoi je pensais, compère. On va le mettre dans la cale avec les bas de soie aux pieds (1), et lui jeter une gamelle d'eau sur la tête pour le rappeler à la vie; nous verrons plus tard ce qu'on en pourra tirer.

En conséquence, Hervé toujours évanoui

(1) Gros fer muni d'une barre transversale.

fut confié à deux matelots, qui remplirent à son égard les charitables intentions exprimées par maître Aldrick. Shelley ayant annoncé alors que les voiles étaient parées, le pilote se rendit au gouvernail et *la Sainte-Ursule*, favorisée par la marée qui perdait, fut lancée dans la haute mer.

La bourrasque continua à souffler pendant toute la nuit, cependant grâce au zèle et à l'expérience des deux maîtres qui ne quittèrent pas le pont, la marche rapide de la frégate ne fut entravée par aucun danger sérieux. Au point du jour, ils se trouvèrent à la hauteur de l'île de Groix, le vent s'était appaisé, la mer encore agitée était moins houleuse que la veille.

Maître Aldrick et son compère Peel profitèrent de cette embellie pour prendre quelques heures de repos. La cloche qui sonnait le dîner les rappela sur le pont. Le premier soin de chacun d'eux fut de porter un œil investigateur sur les parties du navire comprises dans ses attributions. Malgré un examen sévère, maître Aldrick ne trouva rien à critiquer dans la voilure ni le grément, et maître Peel en consultant la boussole reconnut qu'on suivait bonne route; cependant par suite d'une vieille habitude et dans la persuasion qu'il n'est rien de plus salutaire pour le maintien de la subordination que d'entretenir ses aides dans la croyance de leur infériorité, les respectables officiers voulurent signaler leur présence par un acte de commandement. Maître Aldrick, d'un ton tout aussi important que si le salut du navire eut dépendu de l'exécution de cet ordre, fit appuyer les bras du vent de pacfi (1), et maître Peel, avec une gravité comique,

(1) La grande voile.

porta la barre d'un demi degré dans le vent. Contens d'eux-mêmes après ces deux manœuvres également insignifiantes, les dignes personnages se firent servir à dîner.

Le fumet des harengs saurs et d'un morceau de lard salé qu'un page (1) plaça sur l'habitacle avec deux pots d'ale mousseuse, mit maître Aldrick en belle humeur, sa face rechignée prit un air de jubilation: descendant de son piedestal il voulut bien plaisanter, avec un abandon charmant et une rare délicatesse, plusieurs hommes que leur mauvais destin avait fait choisir pour plastrons. Douloureux privilége à bord d'un navire de guerre.

Quand le repas fut achevé, maître Aldrick s'essuyant les lèvres avec le revers de sa main, qui lui tenait lieu de serviette, renvoya d'un geste les matelots courtisans grossiers

(1) On dit aujourd'hui un mousse.

réunis autour de lui pour applaudir à ses saillies, et s'adressant au compère Peel :

— Il paraît, dit-il, que notre prise n'avait éprouvé aucune avarie majeure. Elle est à flot ce matin, et droite comme un jonc sur sa quille. N'irons-nous pas lui faire un compliment de bien venue.

Le pilote ayant accepté cette proposition, que pour l'honneur de maître Aldrick, nous aimons à croire inspirée sous l'influence de l'alemousseuse, ce dernier fit lever le grand panneau et l'on vit Hervé étendu de son long sur le plancher de la cale, les pieds chargés d'énormes fers qui ne lui laissaient guère le choix d'une autre position. En apercevant les deux maîtres qui montrèrent leurs figures goguenardes et enluminées de chaque côté du panneau, le jeune marin invoquant la résignation du guerrier indien, qui endure avec le sourire sur les lèvres toutes les souffrances que lui inflige la cruauté de ses ennemis victorieux : effaça de ses traits tout signe de crainte ou de faiblesse, et regarda les deux maîtres aussi tranquillement qu'il l'eût fait à l'enseigne de la *Femme sans Tête*, au milieu de ses amis.

— Le luron est chevillé solidement, dit Aldrick à son compagnon; il a trop d'expérience des lois navales pour ignorer ce qui lui pend à l'oreille, et il paraît aussi tranquille qu'un galion neuf qui vogue au large avec un vent de bouline. — Eh bien! maître Hervé, comment allez-vous ce matin?

— Merci maître Aldrick et vous-même? repartit le marin du ton le plus naturel.

— Oh moi, j'ai passé la nuit à travailler sur le pont.

— Raison de plus pour être fatigué maintenant.

— Tandis que vous qui êtes resté dans ce trou où l'air est aussi rare que dans un flacon bouché...

— Rien n'est favorable au sommeil comme un lieu parfaitement clos.

— Au sommeil! répéta Aldrick, vous auriez dormi, jeune maître?

— Mais vraiment oui, qu'eussé-je fait de mieux?

— Vous avez donc calfeutré vos écoutilles, car nous avons mené assez grand bruit sur le pont pendant les deux quarts de nuit pour réveiller un marsouin (1).

— Vous m'y faites songer, tout n'allait pas parfaitement à bord de *la Sainte-Ursule*.

— Eh comment cela camarade?

— Oui j'ai distingué à la confusion qui a régné deux ou trois fois sur le pont que l'é-

(1) On voit souvent pendant la nuit les marsouins dormir d'un profond sommeil à fleur d'eau.

quipage a fait plusieurs fausses manœuvres. —Voyons si je me les rappelle... Ah n'a-t-on pas oublié une fois de filer les écoutes du tourmentin, en voulant virer de bord? Pour être juste, c'était la faute de l'officier qui commandait; mais, comme d'usage, les matelots ont porté la peine, car j'ai entendu le chat à neuf queues (1) siffler, et sûrement ce n'était pas l'officier qui s'administrait lui-même le prix de sa négligence... J'ai senti également deux ou trois fiers coups de tangage qui m'ont appris que le timonier maladroit ne mollissait pas la barre. En tout autre circontance, je n'aurais pas eu beaucoup de sécurité, mais sachant en quelles mains reposait le commandement, nulle crainte n'a troublé mon repos.

Maître Aldrick en entendant ces paroles

(1) Bouts de cordes réunis en forme de martinet.

parut d'abord tout disposé à se fâcher; mais mieux inspiré ensuite, il prit la chose en plaisantant, surtout quand il eut vu que le compère Peel n'avait pas été épargné.

— Eh eh, dit-il, en clignant l'œil avec une intention maligne : j'ai trouvé ma foi un Roland pour un Olivier (1), mais comme je suis libre de me retirer quand le jeu ne me plaira plus et qu'il est forcé de m'entendre, j'ai bien clairement l'avantage. — Voyons à lui tirer une bordée dans ses œuvres vives.

— J'en ai assez pour ma part, murmura le pilote, dont la figure était pourpre, je ne me soucie pas de l'entendre répéter que j'ai manqué de faire masquer le navire... du diable si je pensais qu'il s'en serait aperçu...

(1) Proverbe anglais équivalant à nôtre : A bon chat bon rat.

et s'il va le dire aux matelots...... c'est toujours une inprudence de garder des gens aussi fins à un bord..... la réputation en souffre..... par Saint-Georges ! je voudrais le voir avec cent brasses d'eau sur la tête.

—Patience compère, tu auras, cette satisfaction, repartit le maître, mais comme il est plus aisé d'ôter la vie à un homme que de le ressusciter, nous avons le temps d'y penser. — Eh maître Hervé, poursuivit-il, je m'aperçois à ce propos que vous avez bien dormi... oui bien dormi et surtout beaucoup rêvé, vos souvenirs en font foi... C'est l'effet de tout accident à la tête, du moins les maîtres me l'ont dit... ça influe sur la mémoire et le jugement. Vous sentez-vous mieux à présent, si vous avez quelque couture à boucher, ne vous gênez pas mon ami, on vous donnera compresse, emplâtre ou pelardeau (1).

— Grand merci, maître Aldrick, réservez vos pelardeaux et vos soins pour les gens de votre équipage, il y en a quelques-uns qui sont plus malades que moi.

— Ceux dont vous parlez sont guéris de toutes les misères, on les a envoyés rejoindre vos compagnons.

Aldrick remarquant la pâleur que cette allusion au sort de ses amis avait répandue sur les joues bronzées du jeune maître, reprit d'un ton plus narquois.

— Ah! ah! messire Primoguet, vous êtes vraiment un gaillard entreprenant, c'est dommage que l'expérience n'éclaire pas votre courage... Combien donc aviez-vous d'hommes pour vous emparer d'une frégate de sa majesté? ils ont été si promptement balayés

(1) Bout de planche garnie d'étouppe goudronnée dont on se servait pour boucher les trous des boulets.

du pont que je n'ai pas eu le temps de les compter.

— Dites donc plutôt que vous étiez trop occupé pour le faire. Si peu nombreux que nous étions, nous avons pourtant réussi à monter à l'abordage.

— C'est une ruse de guerre mon garçon, on vous a laissé arriver pour vous prendre plus sûrement.

— C'est sans doute aussi, par suite de votre ruse de guerre que vous avez sacrifié plusieurs hommes de votre équipage.

Cette conversation dans laquelle Hervé, en sa qualité de vaincu, ne pouvait qu'être perdant, fut heureusement interrompue par Shelley qui vint avertir les deux maîtres qu'un pilote côtier était en coupe de la frégate. Aldrick prit congé du marin, en donnant ordre de refermer le panneau pour favoriser dit-il, le sommeil du prisonnier, qui se plaisait dans les lieux parfaitement clos, et se rendit à l'arrière auprès de maître Peel qui avait déjà pris langue avec le pilote arrivant..

III.

La frégate poussée par le vent impétueux qui soufflait depuis la veille, était arrivée à la hauteur de Pen-Marc'h (1). A cette époque, tout navire qui passait devant cette côte désastreuse, témoin de tant de sinistres,

(1) J'ai décrit cette contrée dans mon ouvrage qui en porte le titre.

prenait un pilote côtier qu'il conservait jusqu'au Raz, l'effroi des navigateurs.

Le pilote ayant amarrésa chaloupe à l'arrière de *la Sainte-Ursule*, sauta sur le pont avec ses deux lamaneurs. C'était un homme avancé en âge et qui offrait à défaut d'autre qualité, la garantie de l'expérience.

— Notre-Dame de la joie, vous accorde sa très-sainte bénédiction, dit-il, en présentant à Aldrick une main, que celui-ci serra avec la circonspection d'un supérieur qui veut faire sentir le prix d'une faveur qu'il accorde.

— Eh mais, où suis-je donc ici ? continua le pilote, en regardant avec surprise autour de lui ; je croyais monter à bord d'un bâtiment chargé de sel ou de poisson.

— Vous êtes sur *la Sainte-Ursule*, frégate de sa majesté le roi Henri VII d'Angleterre, Dieu le conserve longtemps, dit Aldrick avec dignité.

— Un anglais ! et je ne l'ai pas reconnu ! c'est qu'aussi il y a du temps qu'on n'en a vu sur la côte.

— Désormais on en verra plus souvent, repartit sèchement maître Aldrick.

— Il en sera ce qu'il plaira au bon Dieu, mon métier est de piloter tout navire muni d'un bref; et depuis trente ans que j'ai reçu la robe et le bonnet, qu'on n'obtenait pas alors aussi facilement qu'aujourd'hui, avec l'aide de Sainte-Ninnoch et la protection de Saint-Vio, j'ai conduit assez de navires à bon port.

— Sans compter ceux que vous avez laissés à fond, remarqua le compère Peel.

—Eh ! bien, l'ami, qu'attendez-vous ? prenez la barre, ne voyez-vous pas que nous approchons des fourchées (1) ?

(1) Les fourchées de Pen-Marc'h sont des rochers qui s'avancent au loin dans la mer.

— Soyez tranquille, Saint-Vio est avec nous, messire. N'auriez-vous pas quelque chose à me donner, pour me rincer le gosier ?

Aldrick fit apporter de l'ale, et le digne maître, s'humanisant à la vue de son breuvage favori, ne dédaigna pas de faire raison au pilote. Cette communion fraternelle établit plus de familiarité entre eux ; Aldrick, trouvant dans le pilote un buveur de première force, jugea par analogie qu'il connaissait bien son métier. Le début du pilote justifia cette opinion favorable, car, malgré le vent et les courans qui poussaient le navire sur les récifs à fleur d'eau, qui s'étendent au loin devant la côte de Pen-Marc'h, *la Sainte-Ursule*, habilement manœuvrée, passa saine et sauve devant ces terribles fourchées, dont les cimes aiguës, entourées de flos mugissans, étaient un objet d'effroi pour les plus intrépides marins.

—Nous sommes parés, dit le pilote, rien n'empêche désormais que nous forcions un peu de toile...... Le grand Saint-Vio soit béni!

Il avança le bras pour s'emparer du pot d'ale, que maitre Aldrick,après une seconde libation allait remettre à un page.

— A votre santé, bon maître, au succès de notre voyage! — La boisson est bonne, dit-il, après avoir vidé le pot; à défaut de cidre on peut encore s'en arranger. — Actuellement, il nous faut passer le Raz, le plus difficile reste à faire; tous les saints nous prêtent assistance! Vous connaissez le proverbe : *Personne ne passa jamais le Raz, qui n'eût ou mal ou peur* (1). Mais je connais un

(1) Biscoaz den ne dremenas ar raz
N'en devezé aoun pe glas.

petit bout de prière qui m'a toujours réussi.

Va douë, va sicourit, da dremen
Ar raz
Rac va lestr a son bian hac ar mor
A so bras.

Avec ça et la protection de Saint-Vio, j'entrerais dans le détroit les yeux fermés... Nous sommes de si vieux amis; il n'est pas de si digne recteur qui connaisse mieux tous les recoins de son bréviaire, que moi les rochers du Raz.

Les deux maîtres, désirant activer la marche de la frégate, afin de passer le détroit avant la nuit, laissèrent le pilote à la barre, et se rendirent sur l'autre partie du pont. Après s'être consultés, car le pilote côtier n'avait pas, comme aujourd'hui, un commandement absolu sur tout navire qu'il dirige, le gouvernail seul était de sa compétence; Aldrick fit déployer la civadière, le borcet et l'artimon; mais la force du vent ne permit pas au léger navire de soutenir autant de toile. Bientôt, il fallut successivement serrer ces voiles, et l'on fut même obligé de mettre les deux huniers au bas ris. Quelques instans plus tard, maître Aldrick, après avoir échangé un coup d'œil avec son compère, s'écria d'une voix éclatante !

— Range à carguer le pacfi. — Par Saint - Georges , nous voilà légers , il peut venir désormais grenasse , coup de fouet ou grain blanc (1), *la Sainte-Ursule* est prête à le recevoir, je réponds, foi de maître, qu'elle se comportera bien.

— Le navire est bon vraiment, c'est une bonne pièce de navire, répondit le pilote, en appuyant sa main sur le couronnement de la poupe, comme un maquignon sur la crou-

(1) Trois sortes de grains que les marins distinguent sous ces noms.

pe d'un cheval dont il vante les qualités. C'est égal, il est un peu long, soit dit sans vous contrarier, et mâté un peu fort aussi. S'il s'élevait une tempête comme j'en ai vu quelques-unes, j'aimerais mieux être couché bien tranquillement dans mon lit avec ma femme à ma droite, que la main à son gouvernail. Enfin je me remets de tout à la volonté de Saint-Vio ; ce bienheureux, qui a fait la traversée d'Irlande à Pen-Marc'h sur un rochr de granit, peut bien tenir à flot des planches de chênes convenablement assemblées.

Les deux maîtres, avançant un banc, s'assirent auprès du pilote. Shelley et d'autres quartiers-maîtres vinrent se placer à deux pas au-dessous d'eux. Le reste de l'équipage était divisé en plusieurs groupes sur le pont.

Les rires, les chants et les plaisanteries joyeuses, avaient cessé à bord de *la Sainte-Ursule*. Les conversations étaient graves et se tenaient à voix basse. Elles avaient principalement pour sujet le récit des dangers où chacun s'était trouvé, et le secours inespéré qu'une dévotion à tel saint favorable aux gens de mer (1) avait accordé aux fidèles qui l'invoquaient. Ces discours, inspirés par l'appréhension que l'idée de passer le Raz faisait naître alors chez tous les navigateurs, avaient répandu sur les visages cette expression de recueillement mêlé d'inquiétude et de crainte qui précède un grand évènement.

Les périls de la mer n'étaient pas dans cette traversée les seuls qu'on eût à redouter. La superstition y en avait ajouté d'au-

(1) L'ignorance et la superstition de nos pères avait substitué aux dieux du paganisme une espèce de mythologie chrétienne. Certains saints avaient un pouvoir particulier sur la mer; on les invoquait à l'exclusion des autres. La Ste-Vierge était réputée la principale protectrice des marins.

tres plus terribles provenant des mauvais esprits qui hantaient les rivages voisins. D'un côté c'était la terre de Cleden, antique séjour des Druides, dont les souvenirs conservés de siècle en siècle, par ces immenses blocs de granit arrosés de sang humain, indestructibles monumens laissés par un monde détruit, se confondaient aux pieuses croyances et aux créations fantastiques qu'inspirait à des esprits sans culture l'aspect de ces lieux sauvages; fatal champ clos, où les élémens déchaînés livraient à l'homme, assez hardi pour s'aventurer dans leur redoutable asile, un interminable combat.

Tout ce que le délire d'une imagination ardente peut inventer de terreurs se joignait donc, pour l'effroi des navigateurs, aux dangers dont la nature avait hérissé cette côte. Les cavernes et les solitudes étaient peuplées de Crions et de Farfadets; on voyait les sorcières à cheval sur leurs boucs hideux s'y assembler en sabbat, Yan-Gant-y-Tan (1) parcourir les steppes désertes avec les cierges allumés qu'il porte sur chacun de ses doigts, le Cariqell-an-Nankou (2) prédisant une mort prochaine à ceux qui entendent sa voix.

L'autre rive du détroit n'était pas moins redoutable : c'était la sombre Enes-Sizun, l'île de Sein, formée de rochers arides où Pomponius Mela avait placé les terribles vierges fatidiques qui soulevaient à leur gré et conjuraient les tempêtes ; Enes-Sizun, séjour favori des fées, retraite mystérieuse de Myr-

(1) Yan et son feu, sorte de démon qui se montre au bord de la mer.

(2) Le chariot de la mort, traîné par des squelettes. Il fréquentait de préférence les landes et les grèves désertes. Quelquefois, dans la nuit silencieuse, on l'entendait traverser les rues d'un village ou d'un bourg. C'était un présage certain de mort.

hin (1), dont l'ombre se montrait encore flottant dans les brumes marines. Là régnait la destruction, tout y était souvenir; la tradition ranimait ce que le temps avait détruit; les vivans y trouvaient la mort, les morts renaissaient à la vie...

Le pilote à qui toutes ces choses, par suite d'une longue habitude, étaient devenues familières, comme le fossoyeur qui passe sa vie parmi les tombes va la nuit sans émotion dans le cimetière, son domaine, le pilote, aguerri par l'impunité, était au fond fort tranquille sur l'issue de la traversée. Cependant, pour accroître son importance, il ne manquait pas d'en exagérer les dangers.

— Le grand Saint-Vio nous accorde sa

(1) La tradition rapporte que l'enchanteur Myrdhin ou Merlin passa plusieurs années dans l'île de Sein, à côté de la fée Morgan (Morgane), l'aînée des sept druidesses qui l'habitaient.

très-sainte bénédiction! dit-il dans un moment où le pot d'ale étant vide, il avait dessein d'en demander un nouveau. C'est aujourd'hui le cinquième jour de la lune, et la torche de Pen-Marc'h mène un bruit de mauvais augure. Plus d'un est sorti de son hamac ce matin qui trouvera un lit ce soir au fond de la mer océane. Enfin, il en sera ce qu'il plaira au bon Dieu. — Messires les maîtres, nous sortons de la baie d'Audierne; là-bas, à notre avant, est la pointe de Begalan, nous allons passer en dehors de Basse-Pirou; et puis après, si Sainte-Ninnoch le permet, nous verrons le pont des Chats qui est à la tête de Sein. La bonne douce Vierge nous bénisse!... En moins de temps qu'il n'en faut pour réciter trois *pater* nous serons sur la pointe du Raz (1), qui forme l'entrée de la baie des

(1) La pointe du Raz, en breton Beg-ar-Raz. Dans mon

Trépassés. C'est un endroit bien nommé, car on n'y saurait passer à toute heure de jour ou de nuit sans y rencontrer des corps morts.

— Autant vaut pour un chrétien être enseveli dans les sables de la mer que de pourrir au coin d'un bois comme un cheval abandonné, remarqua maître Aldrick en passant l'ale à son compère.

— C'est la meilleure sépulture que puisse obtenir un marin ; Dieu m'est témoin que je n'en demande pas d'autre, repartit maître Peel en avançant l'ale au pilote.

— Le ciel ne nous consulte pas, remarqua bravement le pilote. — Mais, par le diable cornu ! nous avons là un entretien qui conviendrait à de vieilles femmes occupées à veiller un mort, plutôt

ouvrage de *Budic-Mur*, j'ai donné l'explication de ces mots.

qu'à de braves marins naviguant sous la protection des martyrs et des bienheureux. L'orage est encore éloigné, nous passerons le Raz aisément... Pourvu que le seigneur Joscius ne soit pas à croiser par là, car si je vois son visage, je ne réponds plus de rien.

— Au nom du ciel! quel est donc ce sire Joscius? dit Aldrick avec suprise; est-ce un pirate, un esprit, ou un homme de chair et d'os?

— Un peu de tout ça, mon maître; à coup sûr un peu de tout ça, quoiqu'il soit plus prudent de le penser que de le dire, répondit le pilote en baissant la voix. Quant à moi, je le respecte comme il convient à un homme de mon métier qui navigue toujours dans ses eaux, car toute la côte est son domaine. Si j'entendais quelqu'un médire de sa noble personne, je serais tenu de lui donner un démenti, car il est mon suzerain, et s'il m'ordonnait de prendre le large de nuit, de jour, par la tempête ou le beau temps, je serais forcé d'obéir, car il est mon maître..... après Dieu. Mais tout cela n'empêche pas que je donnerais de bon cœur la moitié de mon pilotage pour passer au vent de sa bouée.

— C'est peut-être qu'il est méchant et se plaît à gêner les pauvres gens, dit maître Aldrick d'un ton de curiosité que partageaient ses compagnons.

Le pilote secoua la tête.

— Non pas, non pas; Dieu me préserve de calomnier mon prochain, jamais amiral plus généreux n'a commandé le pays. La dernière fois que je l'ai vu, le lendemain du lundi de Pâques, ne m'a-t-il pas jeté deux bons écus d'or dans la main sans exiger un grand merci.

— Eh, par éaint-Georges! que dites-vous

donc?... il me semble que si j'avais un tel maître, je prierais le ciel pour le rencontrer souvent.

— Vous n'y entendez rien, je suis fâché de vous le dire, répliqua le pilote d'un air d'importance mystérieuse; ne savez-vous pas qu'il y a de certains présens.... Enfin, je m'explique d'une manière assez claire, pourtant.

— Tout ce que je comprends, c'est que deux écus d'or sont toujours bons à recevoir... Sa Majesté Henri VII n'en est pas si prodigue pour nous.

— Et si je vous disais que j'ai donné ces deux écus à l'église de peur qu'ils me portassent malheur.

— C'est donc le diable! s'écria Aldrick en faisant un signe de croix, qui fut répété par les hommes de l'équipage.

Le pilote jeta un regard furtif à l'entour,

comme s'il eût craint de voir apparaître celui qu'on venait de nommer.

— Non pas tout-à-fait, dit-il, mais si l'on croit ce qu'on répète sur son compte, guère moins s'en faut apparemment.

— Je serais curieux de le voir, dit le quartier-maître Shelley. Je porte sur moi trois brins d'herbe d'or bénie par l'archevêque de Saint-André, et je réponds que ses pieds fourchus et ses cornes ne me feront pas reculer.

— Ses pieds fourchus et ses cornes! répéta le pilote en haussant les épaules ; quand donc avez-vous vu ceux qui entretiennent un commerce avec le malin en porter l'annonce sur leur tête, comme un colporteur l'enseigne de sa marchandise ? Non, le seigneur Joscius n'en est point là, mon ami, et n'était la grande pâleur de son visage et l'éclat de ses yeux bleus, on pourrait affirmer que jamais plus superbe homme n'a enfourché plus élégamment un cheval.

— Ah! l'amiral va à cheval, remarqua ironiquement maître Aldrick.

— Il est passé maître dans tous les arts de la guerre : je me rappelle, dans une joute qu'on a donnée à Quimper, l'avoir vu désarçonner tous les seigneurs des environs. On dit aussi que, depuis le roi Arthur, jamais plus fameux lutteur n'a paru dans le pays. Ajoutez qu'il connaît le ciel, la côte et la mer presque aussi bien que le bon Dieu qui les a faits. Il vous prédira une tempête, une grosse marée et le reste plus de huit jours par devant. Vous conviendrez que ce n'est pas naturel.

Les auditeurs se regardèrent d'un air de doute et de crainte.

— Est-il bien vieux pour posséder tant de savoir? demanda le maître.

— Il a trente ans du mois dernier; je l'a

connu lorsqu'il était tout enfant. Combien de fois ne l'ai-je pas vu conduisant sa petite barque du Beg-ar-Raz à l'île de Sein. C'était un hardi luron, aucun temps ne lui faisait peur... mais il n'était pas encore ce qu'il est devenu depuis.

— Et sait-on comment çà lui est arrivé?

— On le sait sans le savoir... Passez-moi l'ale, car l'histoire que je vais vous dire brûle le gosier comme un charbon.

Le pilote, après avoir bu une dose de liquide assez forte pour se prémunir pendant trois jours contre la soif, porta lentement un regard de l'horizon, chargé de nuages, aux voiles arrondies du navire qui fuyait avec vitesse, et, passant la langue sur ses lèvres, il s'appuya sur la barre.

— Nous aurons le temps, la nuée va moins fort que nous. — Voyez-vous là-bas, au nord-est de la pointe du Raz, les hautes tours d'un fameux château ? Non, la brume vous en empêche : c'est égal, ce château, qui domine la terre de Cleden, est celui de Cap-Sizun ; il appartient au noble seigneur Joscius, qui possède tout le pays jusqu'à Audierne et Pont-Croix ; encore dit-on qu'il a, dans ses coffres-forts, assez d'or et d'argent monnayé, sans compter la vaisselle et les bijoux, pour acheter l'évêché de Cornouaille ou de Léon. Tout cela lui est venu de son oncle, le seigneur Jean de Cap-Sizun, amiral des côtes de Bretagne. C'était un homme pour lequel il ne faisait jour que la moitié de l'année, car il ne voyait que d'un œil ; de plus, il était boiteux et laid comme les sept péchés. Eh bien ! sa méchanceté l'emportait sur sa laideur ; aussi, quand on parlait du diable, pensait-on toujours au seigneur Jean de Cap-Sizun. — Il avait à ses ordres une troupe de gensd'armes et de marins de tous pays dont il aidait le duc dans les momens difficiles, c'est pourquoi on fermait les yeux sur sa manière de naviguer; d'ailleurs, de Nantes à Cap-Sizun, il y a si loin, si loin, qu'on ne s'inquiète guère là-bas de ce qui se passe ici. Toujours est-il que le baron ne faisait rien qu'à sa tête, sans demander le consentement de personne pour mettre son épée à l'air, et je vous assure qu'il ne lui laissait guère le temps de se rouiller dans le fourreau.

En qualité d'amiral, il possédait une flotte de trois ou quatre vaisseaux supérieurement équipés ; il les envoyait croiser sur les côtes d'Espagne, dans la Manche et plus loin encore, sous prétexte de combattre les pirates. Il appelait ainsi, Dieu me pardonne, tous les navires, et les traitait en conséquence; il prétendait que chaque patron devait lui payer un droit de passe, en sus du bref, parce qu'il descendait des anciens rois de la mer. C'était une grande vexation, mais le moyen de résister! le mieux était de se soumettre. Il a mené ce train de vie jusqu'à l'article de sa mort.

— Une fameuse navigation! remarqua le maître.

— Comme le ressac et l'artillerie, tout cela gagne à être entendu de loin, reprit le pilote avec un geste expressif; allez, maître, personne sur la terre de Cleden, dans l'île de Sein ou ailleurs, ne se plaindra que l'amiral, son héritier, n'ait pas suivi son sillage.

— Que disiez-vous donc tout à l'heure? à vous entendre, on aurait cru que l'amiral d'aujourd'hui était pire que le défunt.

— Il l'est sans l'être, le tout est de s'expliquer... Il ne fait mal ni dommage à qui que ce soit au monde; le compas n'est pas plus juste, l'acier plus sûr que sa parole. Malgré ça, il se passe des coups de temps où l'on aimerait mieux l'ancien. Que voulez-vous? chacun sait de quel côté il se couche, mais bien fin qui pourrait dire comment il se réveillera.

— Pilote, votre histoire est comme un navire en calme, elle roule panne sur panne sans s'élever de l'avant, observa le compère Peel.

— Patience, voilà que j'y arrive. Quand on veut paravirer, il faut préparer ses manœuvres pour que rien ne reste engagé. Messire Joscius, laissé orphelin en bas âge, fut élevé dans le château de son oncle, qui l'adopta pour héritier, vu qu'il n'avait point d'enfans. Tant qu'il fut jeune, ça alla bien; l'oncle voyait le neveu quand le hasard le conduisait dans sa route, le neveu rencontrait l'oncle quand il ne pouvait l'éviter. Ainsi, chacun courant sa bordée à part, sans s'inquiéter de rallier au vent de l'autre, rien ne troubla la bonne harmonie entre eux. Un beau matin, l'amiral s'aperçut que son neveu était un homme. On dit que ça lui donna un coup d'abordage du diable. Par l'enfer! s'écria-t-il, depuis long-temps je ne compte plus les années, de peur de me voir vieillir, mais ce luron s'est chargé de retourner le sablier. J'ai cent brasses d'eau sur la tête de plus que je ne croyais; il faut mettre mon livre de loch en règle. Si bien donc que, le lendemain, il emmena son neveu le long des côtes, pour le voir un peu se patiner à la mer. Qui fut étonné? ce fut lui, en voyant que le damoisel était un marin fini. Garçon, dit-il, prends un navire, grée-le à ta fantaisie de monde et de munitions; hisse le pavillon à la corne de l'arbre de maître, et va parcourir tes domaines pour la gloire de Cap-Sizun.

— Mais voilà bien d'une autre affaire : une fois la bride sur le cou, messire Joscius voulut aussi faire à sa tête, et changer bout pour bout la pratique de l'amiral. Pendant un mois qu'il tint la mer, on n'entendit parler que de pirates coulés bas. Pour lors, l'amiral entra dans une grande colère, disant que son neveu avait gâté le métier. Mais celui-ci, qui avait le cœur haut placé, ne voulut entendre à rien, et préféra prendre le large, plutôt que de céder la valeur d'un quart de vin. C'est bon, le voilà parti. Il ne donna pas signe de vie pendant trois ans qu'il fut dehors ; pas moins, on eut de ses nouvelles par les marchands étrangers, qui racontaient ses exploits dans les guerres de France et d'Allemagne. Un certain jour qu'on ne pensait guère à lui, on le vit entrer au château, suivi de deux écuyers équipés comme des gentilshommes. Il arrivait, dit-il, pour voir de quoi il retournait et fermer l'œil à son oncle.

— Comment, pilote, lui fermer l'œil?

—Sûrement, puisqu'il était borgne. Mais il trouva que l'amiral, loin de penser en bon chrétien, à échouer sa vieille membrure dans le tombeau de ses ancêtres, luttait contre vent et marée, pour réparer ses agrès, usés par les tempêtes de l'âge, et se ragréer de neuf; le tout à l'occasion de sa petite nièce Manfa, la fleur de notre diocèse.... Quand je dis de notre diocèse, c'est une manière de parler, car je réponds, foi de pilote, qu'on parcourrait France et Bretagne, avant de trouver son égale. — Peut-être bien que l'amiral, tout déplaisant qu'il était, eût fini par l'amariner, — qui peut répondre des femmes? — mais l'arrivée de Joscius le coula net par le fond. Vous sentez bien qu'entre l'oncle et le neveu, le choix n'était pas difficile ; aussi, mademoiselle Manfa fut prompte à se décider, avec ça qu'elle avait eu de tout temps autant de penchant pour le jeune que d'éloignement pour le vieux. Il se fit alors un branle bas sterling au château ; messire Jean appela chez lui les deux Plouhinec, ses neveux de la main gauche, qui vinrent se donner de certains airs d'héritiers; bref, les choses en vinrent à tel point, qu'on s'attendait tous les jours à voir le diable s'en mêler. Point du tout, est-ce que l'amiral, brassant à culer subitement, n'entreprit point de marier son neveu à mademoiselle Manfa? Il avait eu toute sa vie des façons d'agir auxquelles on ne comprenait rien. Ce fut une noce comme la pareille n'aura pas lieu de long-temps; toute la noblesse de Bretagne y avait été conviée. La terre de Cleden ressemblait à un champ de foire, par la quantité de marchands, de jongleurs, baladins et gens de tous pays, qui s'y étaient rassemblés. Le vin, le cidre et l'hydromel coulaient de trois grandes fontaines, chacun buvait à volonté. Quoi! on peut dire que les cochons se promenaient tout rôtis, le poivre et le sel dans les oreilles, la fourchette sur le dos, coupait qui voulait. En signe de réjouissance et pour faire pièce au soleil, quand vint la brune, on mit le feu à un bois qui avait plus d'une lieue de tour, afin d'éclairer les danses. Quelle fière chandelle ça faisait! Hé bien, pendant que tous, grands et petits, ne pensaient qu'à se divertir, je vous laisse à deviner où Joscius passa la nuit?

—Avec sa femme, j'imagine.

—Ah oui! quand je vous dis que ces seigneurs ne ressemblent à personne au monde. Tandis que la belle Manfa, qui eût ressuscité un mort, se morfondait sous sa courtine, il errait au bord de la mer, comme un possédé qui attend l'heure du sabbat. Trois jours après, le Seigneur Jean fut trouvé mort dans son lit; on l'enterra sans faire grand bruit, et son testament fut ouvert : il instituait son neveu pour son unique héritier, à condition que dans l'espace de trois ans, son épouse eût un enfant, fille ou garçon, peu importe; faute de quoi les Plouhinec devront hériter à sa place. Vous croiriez, vous autres, que sa seigneurie a rempli cette condition, ce qui ne semble pas une besogne bien pénible à faire, quand on regarde sa femme : que fit-il? me direz-vous; il arma un vaisseau, en annonçant l'intentention de découvrir des pays où personne n'était allé, des terres inconnues qu'il appelle. Aujourd'hui, il est de retour après deux années d'absence. Il a rapporté de ses voyages des choses qui sentent le roussi, et notamment un oiseau vert qui parle marine comme vous et moi. Le plus étonnant, c'est que les trois années vont expirer dans dix mois, et madame Manfa n'a point rempli la condition. Comprenez-vous qu'il ait perdu un temps si précieux à louvoyer on ne sait où, quand il aurait eu ici une bien plus douce occupation. Il y en a qui prétendent que l'amiral, notre seigneur, n'a pas d'autre intention que de tenir le bec dans l'eau, comme on dit, à ses cousins Plouhinec, histoire de les contrarier. Quant à moi, je n'en crois rien et pour cause; car il est bon que vous sachiez....

Ici le narrateur fut interrompu par un violent coup de tangage qui manqua de faire sombrer le navire. Durant ce récit, qui avait captivé l'attention de l'équipage, le grain s'était approché; il s'annonçait par une rafale qui tombait sur la *Sainte-Ursule*. Sans attendre le commandement, les matelots coururent à leurs postes, et maître Peel porta la main sur la barre par un mouvement instinctif, sans pourtant la retirer au pilote, pendant qu'Aldrick portait les yeux rapidement de sa voilure au firmament obscurci.....

IV.

A la pointe occidentale de l'évêché de Cornouaille, sur le promontoire de Cleden, — qui est baigné au midi par les eaux de la baie d'Audierne, et forme au nord l'une des côtes de la baie de Douarnenez, — au-dessus du Beg-ar-Raz, borne géante que la nature a posée sur le front du continent, les navigateurs connaissaient, au quinzième siècle, un antique manoir féodal qui se montrait, à demi-caché dans la brume, comme le gardien menaçant de cette terre de désolation.

Cap-Sizun, c'était ainsi qu'on le nommait du lieu où il était situé, devait sa fondation à l'un des pirates North-Man (1), qui ravagèrent l'Occident au neuvième siècle. Trouvant peut-être dans l'aspect de ce promontoire sauvage un souvenir de sa patrie, séduit par l'excellence de cette position formidable commandant les mers d'alentours, comme l'aigle qui place son aire sur un rocher inaccessible d'où il observe sa proie, l'audacieux roi de la mer s'était établi à la tête de ce passage redouté, où doivent forcément entrer tous les navires qui tournent la côte de Bretagne.

(1) Homme du nord, d'où on a fait Normand.

Favorisé par les guerres et les dissensions dont ce malheureux pays fut si long-temps le théâtre, le pirate s'affermit dans son usurpation et étendit son sceptre tant sur les navires qui passaient dans le détroit que sur les contrées avoisinant son château.

Cette souveraineté resta sans conteste aux descendans du North-Man, jusqu'à l'époque où l'autorité des ducs cessa d'être en butte aux agressions journalières de voisins et de vassaux turbulens. La civilisation avait fait de grands progrès, le droit des gens commençait d'être invoqué; le commerce qui prenait rang dans l'état amena les princes à conclure des traités de paix et d'alliance dont la conséquence fut la répression des pirates.

Le titre d'Ar-Moric'h (1) ne sauva pas les descendans du North-Man : on les confondit

(1) Habitant le bord de la mer, et, par extension, roi de la mer.

avec les obscurs pirates qui commettaient à leur exemple toutes sortes d'excès sur mer. L'unique ressource qui leur restait fut de transiger à temps pour éviter une ruine prochaine. Ils rendirent hommage au duc, promirent de se soumettre aux lois, et reçurent en échange la charge héréditaire d'amiral ou gardien des côtes, triste dédommagement pour une si grande renonciation.

Le lecteur a vu, dans le récit du vieux pilote, que le dernier Cap-Sizun avait conservé néanmoins les traditions de sa race et promené encore son pavillon sur l'océan en dépit des flottes royales. C'est assez dire que les descendans du North-Man avaient été vaincus mais non réduits, et qu'en s'abstenant par nécessité d'exercer publiquement leurs droits de souveraineté, ils n'avaient pas renoncé à les faire valoir par tous les moyens compatibles avec leur dépendance actuelle.

Cap-Sizun, construit dans le style d'architecture massive que les nations barbares apportèrent du Nord, n'offrait pas sur toute sa façade le plus léger ornement. Après tant de siècles écoulés, il avait conservé intact le caractère de force et d'austérité sauvage qu'il devait à son fondateur. Une tour ronde, formée de blocs de granit, polis autant par les hivers que par le travail des hommes, s'élevait au centre des bâtimens. C'était la place de refuge, le dépôt des munitions et des richesses. Elle était haute de quatre étages, percés chacun de quatre fenêtres étroites, garnies de barres de fer croisées ouvrant aux points cardinaux. Au sommet, sur une plate-forme où deux sentinelles étaient constamment en vigie, flottait majestueusement au sein des brouillards et des nuages la bannière de Cap-Sizun, chaste et redoutable étendard qu'aucune main victorieuse n'en avait jamais descendue.

Ce château, composé de différens édifices irrégulièrement construits, flanqué de tourelles et entouré de douves profondes, passait pour une place imprenable. Avant l'époque où l'usage de l'artillerie devait rendre inutiles ces citadelles féodales, il eût paru, en effet, bien difficile de le réduire autrement que par famine. Ce moyen même, ordinairement infaillible, avait été tenté différentes fois sans succès. On prétendait que le château possédait des issues secrètes communiquant à la mer et qui ôtaient tout espoir de l'affamer.

Mais les habitans de Cleden, dans leur amour du merveilleux, attribuaient à une autre cause la fortune de Cap-Sizun. Ils en trouvaient l'explication dans cette prophétie de quelque sibylle du Nord conservée traditionnellement.

Quand le nom du puissant Cap-Sizun s'éteindra,
La tour qu'il a bâtie en ce temps croulera.
Mais tant qu'un Cap-Sizun au monde restera,
La tour qu'il a bâtie au Raz dominera.

Cap-Sizun offrait, au moment où m'y conduit mon récit, une scène bruyante et animée, qui contrastait singulièrement avec son aspect de sombre sévérité. Des hommes d'armes, des pages et des varlets traversaient la cour en tous sens, sortaient par toutes les portes, se montraient à toutes les fenêtres. Les uns, chargés de plats, se rendaient à la salle à manger en laissant derrière eux de longues traînées de parfums qui semblaient destinés à aiguiser l'appétit; d'autres, non moins affairés, mais dont le passage ne causait pas à beaucoup près une aussi heureuse sensation parmi la foule qu'ils coudoyaient, portaient des toques, des manteaux et des vêtemens de toute espèce pour la toilette de leurs maîtres. Des palefreniers étrillaient des chevaux et les menaient boire dans des auges placées de chaque côté du puits. Des soudards fourbissaient leurs armes en chantant lais et ballades; ceux-ci s'appelaient et se répondaient pour les devoirs de leur service; ceux-là échangeaient des quolibets plus ou moins dignes d'exciter la gaîté des auditeurs; quelques autres tiraient de leurs instrumens de musique des sons discordans, sous prétexte de prélude; c'était, pour en finir, un bruit confus, animé et joyeux, tel qu'il existe d'ordinaire dans une réunion d'hommes que ne domine aucun sujet d'inquiétude ou d'affliction.

La grande salle où chacun courait, située au centre des bâtimens, était décorée avec un faste mal entendu et une prodigalité qui, en attestant la richesse des châtelains, révélaient aussi à quels moyens ils la devaient, et le peu d'importance qu'ils attachaient à ces dépouilles opimes dont ils se paraient avec la naïveté grossière d'un obscur bandit, qui couvre sa casaque de bure du manteau de velours qu'il vient de voler à un grand.

Les murailles étaient cachées par des tentures de satin rehaussées de fleurs d'or brochées. Cette tapisserie, d'une valeur inestimable, destinée sans doute à un roi ou à un empereur, était l'une des plus belles qu'on eût fabriquées à Venise. Celui qui l'avait placée n'ayant pas jugé à propos de la faire descendre jusqu'à terre, peut-être parce que la quantité d'étoffe n'eût pas suffi pour garnir entièrement la salle, on voyait sous cette magnifique tenture deux pieds environ de mur verdi par l'humidité. Trois piliers massifs, qui partageaient cette vaste salle dans toute sa longueur, soutenaient une énorme poutre grossièrement équarrie, servant d'appui aux soliveaux qui n'étaient pas mieux façonnés. La vapeur du bois vert ou goudronné recueilli sur le rivage, qu'on y brûlait depuis des siècles, avait revêtu cette charpente informe d'un enduit épais et brillant d'un effet assez pittoresque. L'antique chauffoir avait été nouvellement supprimé; on l'avait remplacé par deux grandes cheminées de marbre blanc le plus pur, taillé par le ciseau d'un maçon de Cap-Sizun.

Trois dressoirs de bois d'Irlande incrusté d'ivoire et d'argent étaient placés le long des murs. On y voyait étalée une profusion de plats, de coupes, d'assiettes et de hanaps d'orfèvrerie, sur plusieurs desquels étaient incrustés des joyaux; deux magnifiques urnes d'albâtre d'un travail précieux étaient placées sur une table en mosaïque; des armures de Milan richement ciselées, des bannières, des épées, des cimeterres, des peaux de lions, de panthères, des bois de cerfs, des défenses d'éléphans, et quantité d'objets rares ou de prix, glorieux trophées de cent combats, étaient pêle-mêle accrochés sur la tapisserie fanée, en butte aux outrages de la poussière qui les souillait.

De larges dalles de pierre, polies par le temps ou l'usure, formaient le carrelage de la salle; il était couvert, dans la partie où s'asseyaient les châtelains, par une natte de jonc du Levant sur laquelle étaient peints des fleurs et des oiseaux ornés des plus vives couleurs.

La table qui régnait d'un bout à l'autre de la salle n'offrait pas moins de contrastes que l'ameublement dont j'ai donné la description. Sur une nappe de cuir graisseux, était étalé un service complet d'argent. Une salière d'orfèvrerie, d'un travail admirable, représentant le géant Briarée, dont les cent bras présentaient des sauces et des épices de toutes sortes, servait de démarcation entre la place réservée aux personnages de premier rang et celle qu'on accordait encore dans les demeures féodales aux gens de guerre et de service. Ces derniers mangeaient, comme leurs maîtres, dans des plats d'argent; des cruches de même métal contenaient le vin qu'on puisait dans une barrique placée sur le bout de la table. Des amphores de cristal ciselé étaient pleines de vins de Chypre et de Grèce, les plus estimés dans ce temps.

Je n'entrerai pas dans le détail des mets, qui étaient, comme tout le reste, ou très-simples ou fort recherchés. Ainsi, on voyait un plat de lait caillé auprès d'un miroton lié avec la sauce caméline; un turbot à l'eau rose, saupoudré d'or, faisait le pendant d'un quartier de porc bouilli.

Derrière l'estrade, il y avait une glace de Venise magnifiquement encadrée, puis deux juchoirs dont l'un était occupé par quatre faucons de Norwége, d'une blancheur éblouissante, et l'autre par un perroquet, oiseau inconnu, que son innocent verbiage et son attachement à son maître faisaient regarder comme un esprit familier par les bonnes gens de Cap-Sizun.

Le châtelain et son épouse occupaient le haut de la table; après eux étaient assis les convives suivant leur rang ou les égards qu'on voulait leur témoigner. La réunion, sans être très-nombreuse, était cependant plus brillante qu'on ne l'eût attendu dans un château aussi écarté que celui de Cap-Sizun. Mais dans l'état de crise où la mort du duc François II avait plongé la Bretagne, un baron aussi puissant et aussi riche que Joscius était une conquête précieuse à laquelle aspiraient les différens partis. C'était uniquement à cette cause qu'il fallait attribuer la présence à sa table de messire Tristan de Guerguezengor, partisan du vicomte de Rohan, l'un des compétiteurs au duché, et celle de messire de Sourdeac, officier du maréchal de Rieux, institué par le feu duc tuteur de madame Anne, la jeune duchesse, pendant sa minorité.

Plusieurs seigneurs du voisinage, qui hésitaient encore à se prononcer ou qui déjà avaient embrassé chaudement la cause de l'un des concurrens, sur la nouvelle de l'arrivée des envoyés du vicomte et du maréchal, étaient accourus au château : les premiers, en hommes prudens, avec la pensée de se ranger sous la bannière qui réunirait le plus de chances de succès; les autres, dans l'intention d'aider le représentant du parti qu'ils défendaient à recruter des partisans.

Sous le même prétexte, mais dans le fait, guidés par un motif bien autrement intéressant, les sires de Plouhinec, qui ne manquaient aucune occasion de se présenter au château, quoique Joscius leur eût exprimé assez souvent le déplaisir que leur présence lui causait, s'étaient joints aux autres seigneurs...

Comme le lecteur l'a appris par le récit du pilote, le testament de Jean de Cap-Sizun, en instituant Joscius, fils de son frère, pour son unique héritier, y avait mis une condition dont personne jusqu'ici n'avait pénétré la cause, et qui obligeait Joscius à avoir, dans l'espace de trois ans, un gage de son hymen avec Manfa, sous peine de voir les Plouhinec, neveux de Jean, par les femmes, substitués dans tous ses droits. L'approche du terme fatal et l'étrange abandon que Joscius avait fait de sa jeune épouse, durant les deux premières années de son mariage, en éveillant chez les Plouhinec des espérances qu'ils avaient à peine osé concevoir d'abord, et qui se changeaient en une impatience avide et inquiète à mesure que le terme voulu s'écoulait sans apporter de changement, toutes ces circonstances, commentées à l'infini, fournissaient un aliment intarissable aux conversations des veillées.

Si on veut se mettre un moment dans la position de Joscius, on sentira qu'il devait voir avec une extrême répugnance des cousins qui, sans autres droits que le caprice de son oncle, devaient le dépouiller de l'héritage de ses ancêtres s'il ne remplissait pas une condition qui, par elle seule et en raison de la publicité qu'on lui avait donnée, devait contrarier fortement un homme fier et délicat comme l'était le châteln . Quand cette cause seule n'eût pas suffi pour exciter l'antipathie de Joscius, la conduite de ses cousins, personnages assez peu aimables en tout temps, était devenue par suite de leurs espérances, si dégoûtante d'impudeur et d'avidité , qu'on était surpris que Joscius ne leur eût pas encore interdit son château, acte de vigueur auquel chacun eût applaudi.

Ces Plouhinec possédaient à quelque distance d'Audierne un fief de peu de valeur, occupant dans cette baie une grande étendue de côtes stériles et de rochers; ce fut la source de leur fortune. Grâce à leur parenté avec Jean de Cap-Sizun, ils exploitèrent convenablement leur domaine, c'est-à-dire qu'ils se servirent de cette heureuse position pour exercer le pillage et la piraterie, que l'amiral leur permettait en récompense des services du même genre qu'ils lui rendaient dans des occasions importantes.

L'aîné des Plouhinec avait quarante ans

environ. C'était le plus grossier, le plus âpre et le moins mauvais des deux. Il était mal vêtu, parlait haut, jurait souvent, buvait et mangeait beaucoup. Il avait le teint hâlé et l'apparence de la vigueur. Il était barbu, court, replet, et possédait quelques connaissances navales qu'il avait acquises en faisant la piraterie. De plus, il avait les jambes torses, d'où lui venait le sobriquet de Kil-Cam, qu'il portait depuis sa naissance, à l'exclusion de son nom patronal dont personne ne se souvenait et pas même lui, assurait-on.

Le second avait trente-cinq ans. Ses cheveux et sa barbe étaient coupés avec recherche, et ses vêtemens somptueux plutôt qu'élégans affichaient des prétentions à suivre la mode des cours. Malgré les peines qu'il se donnait pour copier la démarche, le ton et le langage des élégans qu'il avait vus, ses manières dénotaient le hobereau campagnard qui a contracté de bonne heure des habitudes communes dont il ne peut plus se défaire. Sans cette fatuité, qui le rendait ridicule, on ne l'eût pas remarqué des autres gentilshommes bretons. Il était jaloux, querelleur et haineux. On citait de lui plusieurs actes de vengeance qui prouvaient la cruauté de son âme et l'absence de tout sentiment généreux. Il était grand, assez bien pris et fortement constitué; il passait pour être habile dans les exercices militaires et se battait volontiers, mais seulement dans le cas où il espérait en tirer honneur ou profit; car autrement il se montrait peu susceptible. En lui parlant, on le nommait messire Audren; en parlant de lui, on le nommait Sell-à-Gorn (1), parce qu'il louchait d'une façon peu ordinaire.

(1) Littéralement regard de travers.

Ces deux aimables personnages étaient assis à la table de Joscius, immédiatement au-dessus de la salière qui séparait les nobles des serviteurs. Les regards de travers, — l'expression ne saurait être plus juste, — qu'Audren lançait vers son hôte attestaient la colère qu'il ressentait de cette marque de dédain. Kil-Cam n'avait manifesté aucune humeur, par la raison que cette partie de la table se trouva abondamment pourvue de vin et de provisions. . . . .

Parmi les principaux seigneurs que l'arrivée des émissaires politiques avait réunis au château, on remarquait le sire d'Audierne et Jean de Rosmadec, baron de Pont-Croix.

Le vieux pilote, en parlant de la beauté de la châtelaine, n'avait rien exagéré. Elle comptait à peine dix-huit ans, et joignait à la fraîcheur suave de la première jeunesse l'éclat et la perfection que les femmes n'atteignent d'ordinaire qu'à un âge plus avancé. Sa taille, au-dessus de la moyenne, était ravissante de grâce et de pureté; ses membres, souples et délicats, avaient cette rondeur potelée, cette transparence de carnation qui, à elles seules, constituent presque la beauté, et sont souvent plus désirables; ses cheveux, d'un blond châtain, soyeux et brillans, tombaient en boucles sur ses joues fraîches et sur son cou; ses yeux noirs, clairs et veloutés, avaient une expression de douceur et de tendresse angéliques; sa bouche possédait cette vertu magnétique particulière à quelques femmes qui, soit qu'elles parlent ou qu'elles sourient, exercent une attraction si forte, qu'on se sent attiré vers elles, et que l'on donnerait sa vie pour la faveur d'un baiser. Mais le respect qu'elle inspirait eût étouffé à leur naissance les désirs audacieux allumés par ses attraits; car il y avait sur cette ravissante créature des reflets si rares de candeur, de chasteté et d'innocence, qu'elle ressemblait à ces belles vierges antiques qui semblent appartenir au ciel et brillent comme d'une sainte auréole. Si la pensée d'un époux se fût associée d'abord aux sentimens qu'elle faisait naître, aucun homme n'eût paru plus digne que Joscius de la posséder, aucun n'eût inspiré moins de jalousie, parce qu'en les voyant ensemble, on les trouvait si parfaitement assortis qu'on pensait que la nature, en faisant de ces deux êtres un modèle accompli des perfections de leur sexe, avait dû les destiner l'un à l'autre; et cependant le ciel n'avait pas béni leur union.

Joscius comptait trente ans; il entrait dans la fleur de la beauté virile; sa taille était haute, élégante et souple; ses membres musculeux, dénotant cette grande vigueur qui naît de l'harmonie des formes, eussent servi de modèle à un sculpteur grec. Un costume complet de velours noir collant dessinait leurs riches proportions. On disait qu'il n'avait pas son égal dans tous les exercices physiques et que son adresse dans le maniement des armes défiait les plus renommés. Son teint, légèrement bruni par le hâle, avait un ton ferme qui ajoutait à l'éclat de ses grands yeux bleus; lorsqu'il les fixait sur quelqu'un, dans un mouvement d'impatience, ils prenaient une expression si terrible et si menaçante, que le plus hardi en eût été épouvanté; mais d'ordinaire ses sourcils noirs admirablement arqués, et les longs cils qui les voilaient, donnaient à sa physionomie une expression séduisante à laquelle on eût trouvé difficile de résister. Ses cheveux noirs, naturellement bouclés, tombaient en boucles sur son cou, que décorait le collier de la Toison-d'Or. Ni cette distinction flatteuse, ni son rang, ni sa ravissante compagne, ni ses avantages personnels ne suffisaient à son bonheur. La tristesse, la mélancolie, l'abattement étaient écrits sur son visage. Il paraissait affaissé sous le poids d'une pensée rongeante ; son énergie, l'intelligence qui brillait sur son large front étaient assoupies : il ressemblait au chêne majestueux qu'un ver a piqué au cœur, dont la cime altière domine encore les autres arbres quand déjà ses branches dépouillées tombent sur la terre qu'elles ombrageaient.

Le dîner touchait à sa fin, la conversation, qui avait roulé jusqu'alors sur les affaires politiques, n'avait rien offert de saillant, quand Kil-Cam, qui, pour avoir rempli avec un zèle trop exemplaire la tâche dont on s'occupe à table, était réduit à l'inaction avant les autres, voulut s'en dédommager en élevant sa grosse voix comparable au grognement d'un veau marin. Le lecteur trouvera dans le chapitre suivant son intéressante sortie.

V.

— Mauvais ! s'écria Kil-Cam interrompant sans autre forme la conversation engagée ; mauvais, par les sept péchés ! Vous parlez breton, messire, mais du diable si je vous comprends !

— Tout l'annonce en effet, répondit tranquillement celui à qui il s'adressait ; en entendant le vent souffler, je déplorais les désastres que la durée du mauvais temps....

— Halte-là, ou stop comme disent les Anglais, reprit bruyamment Kil-Cam, c'est justement ici que je cesse de vous comprendre. Et qui diable, sur toute la terre de Cleden, a jamais regretté d'entendre le vent souffler; n'est-ce pas l'annonce que le ciel va nous visiter ? On voit bien, messire Conforf, que vous ne possédez pas un pouce de terrain sur la côte.

— Vous vous trompez, messire Kil-Cam, j'ai acheté l'île de Madol, dans la baie de Douarnenez, où j'exerce mon droit de bris, mais seulement sur les navires naufragés qui ne sont pas munis de brefs (1).

(1) Un ancien usage particulier aux côtes de Bretagne attribuait à ses habitans la propriété de tout navire naufragé. Pour se mettre à couvert, les étrangers devaient payer un droit au duc. Ceux qui se soumettaient à cette

— Et comme les brefs coûtent peu d'argent et que les damnés pilotes se donnent aujourd'hui des airs de passer auprès des écueils, quand autrefois la mer était trop étroite pour qu'ils évitassent la moindre pierre à fleur d'eau ; il s'ensuit qu'un pauvre domaine maritime ne nourrirait pas son homme, si l'on tenait aux ordonnances. Grâce à Dieu, notre oncle Jean nous a enseigné une autre façon d'agir.

— Notre oncle Jean a rendu ses comptes à Dieu, laissez sa mémoire en paix, dit Sell-à-Gorn.

— Amen, répondit l'interlocuteur de Kil-Cam ; néanmoins je ne dois pas négliger cette occasion de féliciter notre honorable hôte sur l'intention qu'il a manifestée, dit-

contribution recevaient le bref de sauvetage, de conduite et de victuailles. J'ai donné de plus longs détails sur ce sujet dans l'un de mes précédens ouvrages : *Budic-Mur*.

on, de s'appliquer plus sérieusement que le défunt amiral à réprimer le pillage et la piraterie qui infestent notre Bretagne.

Ces paroles produisirent des impressions diverses dans l'assemblée, et tous les regards se portèrent vers Joscius, dont l'opinion sur cette importante matière était attendue avec un vif intérêt. Mais celui-ci, plongé dans une méditation étrange qui tenait du sommeil et de l'apathie, ne s'était pas aperçu qu'on lui parlait; par un de ces hasards qui servent quelquefois la prévention si à propos, le perroquet qui dormait sur son juchoir, une pate cachée sous ses plumes, secoua sa tête refrognée et appela deux fois Joscius d'une voix qui retentit clairement dans le silence de la salle. Ce fait, bien simple en lui-même, servit pourtant à confirmer quelques-uns des assistans dans la croyance que le châtelain vivait en intimité avec un démon familier;

car le perroquet n'avait-il pas notoirement rempli le rôle d'un serviteur officieux, en avertissant son maître qu'on lui adressait la parole ?

Cependant sa jeune femme, lui ayant répété la question en forme de compliment qu'avait fait le sire de Conforf, Joscius dit négligemment :

— Il est vrai que la piraterie et le vol s'exercent presque impunément sur nos côtes, et trop d'intérêts maintiennent ces usages barbares pour qu'on puisse espérer de les déraciner bientôt ; le temps y portera remède.

— Une pareille déclaration de votre part, sire amiral, m'étonne autant qu'elle m'afflige. Si celui à qui est confiée la surveillance de nos mers désespère d'en écarter les pirates, c'est accroître leur audace, c'est leur donner un encouragement tacite, enfin c'est reconnaître à la face du monde entier que les côtes d'un pays chrétien sont plus inhospitalières que celles des contrées de l'Afrique, habitées par des infidèles, qui du moins se bornent à réduire le naufragé en esclavage, après l'avoir dépouillé, tandis qu'ici, le plus souvent, on assomme, pour le voler, le malheureux qui tombe expirant sur la plage.

— C'est une triste vérité, répondit Joscius, d'un ton qui exprimait le désir d'en rester là.

— Mon noble cousin suit les traces de ses devanciers, dit Audren avec intention.

— Le mouillage est bon, il a raison de s'y tenir, ajouta la rude Kil-Cam. Notre oncle Jean, Dieu lui pardonne, avait coutume de dire aux bourgeois qui se plaignaient : L'argent ne porte pas de marque ; il appartient à celui qui le possède.

— J'ose croire que notre honorable hôte

en héritant de la charge de l'amiral, n'entend pas suivre ses maximes, reprit le sire de Conforf.

— Distinguons, interrompit un vieux seigneur dont les vêtemens montraient la corde : je suis un franc Breton, attaché aux anciennes coutumes ; mon sang a coulé dans nos guerres ; ma vie s'est usée au service de nos souverains ; à ces titres j'ai le droit d'être entendu dans ce débat. Le seigneur Jean avait ses défauts, j'en conviens ; mais il faut le reconnaître, il s'opposait aux innovations pernicieuses qu'on tend à nous imposer. Depuis le glorieux règne de Nominoë que mes ancêtres sont établis à la pointe de Tolaharn, ils ont profité des bris, et, par le ciel, je soutiendrai de ma langue et de mon épée tout amiral qui saura maintenir nos droits.

Ces paroles provoquèrent la chaleureuse

approbation de la plupart des convives intéressés dans cette cause.

—Si ces droits sont respectables, ceux des navigateurs ne sont pas moins sacrés, sans doute, repartit le sire de Conforf. Le seigneur amiral aurait-il une autre opinion? J'avoue que son silence sur cette importante matière me semble d'un mauvais augure.

A cette insinuation, Joscius secoua la tête, un éclair brilla dans ses yeux ; chacun crut qu'il allait répondre énergiquement au baron ; mais l'accablement qui le dominait l'emporta : dédaigneux et indifférent, il retomba dans la sombre méditation d'où il avait été tiré un moment auparavant par la voix de son perroquet.

Cette conduite produisit dans l'assemblée une impression défavorable. Ceux des seigneurs qui, par envie ou par suite d'anciennes querelles de famille, nourrissaient une secrète haine contre Joscius, se regardèrent en chuchotant ; ses amis ne surent que penser.

— Le cousin a ses raisons pour refuser de s'expliquer, dit Audren à demi-voix, mais de manière à être entendu de tous ceux qui l'entouraient : quand on questionnait notre oncle Jean à ce sujet, il se bouchait les oreilles pour se dispenser de répondre.

— Ce moyen n'eût pas réussi auprès d'un homme décidé à se faire entendre, répliqua sèchement le baron.

— Écoutez, voisin, reprit encore le vieux seigneur : je suis gueux, chacun le sait ; que servirait de le cacher ? c'est à peine si toutes mes terres me rapportent, bon an mal an, la nourriture de deux vaches et d'un cheval ; toutes mes ressources se fondent sur certains récifs à fleur d'eau, dont les petites têtes gentilles s'égaient au loin devant ma tour. J'en tire, avec l'aide de Dieu, le pain, le vin et le chauffage : la moitié des nobles du voisinage pourrait, ma foi, en dire autant. Les pirates dont vous vous plaignez éloignent journellenent de nos côtes les navigateurs marchands, braves gens, dont les fréquens naufrages nous procuraient chaque hiver une bonne récolte de bris; c'est un grand dommage, sans doute, mais il est une chose qui nous importe encore plus. Est-il vrai, comme on le dit, que nos antiques priviléges sont sérieusement menacés? Je supplie sa seigneurie de vouloir bien m'en informer?

— Bien dit, bien parlé, s'écrièrent plusieurs des convives.

— Et moi, ajouta le sire de Conforf en prenant un ton solennel, au nom des marins et des marchands qui commercent dans nos mers, je supplie sa seigneurie de dissiper nos alarmes. Les bruits étranges qui circulent depuis quelque temps nécessitent cette explication.

Ces paroles hardies firent monter le rouge au front de la belle châtelaine ; elle se pencha vers Joscius :

— Mon noble époux, au nom du ciel, entendez-vous ? dit-elle avec émotion.

— Rassurez-vous, Manfa, répondit-il avec dédain et fierté; votre époux, il est vrai, n'est plus qu'un Ar-Moric'h déchu, mais l'esprit du North-Man l'anime; personne ici ne l'oubliera.

Il promena sur les convives un regard qui fit baisser tous les yeux, et s'adressant au baron :

— Voulez-vous bien m'apprendre, sire de Conforf, quels sont les bruits dont vous parlez ?

L'assurance du baron ne tint pas contre le regard de Joscius :

— Monseigneur, dit-il avec embarras, on a prétendu que si quelques pirates sont éloignés de nos côtes, c'est uniquement pour laisser à d'autres plus dangereux le monopole du brigandage.

L'amiral fronça les sourcils, mais sans perdre son sang-froid, il répartit aussitôt :

— Il est hors de doute qu'un seigneur grave et réfléchi, comme vous avez la réputation de l'être, ne s'est pas fait l'écho d'une aussi grave imputation contre le gardien de nos mers, sans s'être assuré sur quels fondemens elle reposait. Expliquez-vous, sire de Conforf.

— Monseigneur, à Dieu ne plaise que je possède la preuve de ces bruits infâmes! Supposer même qu'elle existât serait une injure odieuse. Voyant que des méchans cherchaient à ternir l'honneur de notre amiral, j'ai cru devoir l'en avertir, afin...

— Fort bien ; puisqu'il en est ainsi, c'est moi qui suis votre obligé. Je suppose que vous ne refuserez pas de me donner une nouvelle preuve de l'intérêt que vous prenez à mon honneur en m'aidant à découvrir les auteurs de cette calomnie. Daignez me les nommer, baron.

Le sire de Conforf jeta sur les Plouhinec un regard expressif que l'amiral aperçut. Il n'en fallut pas davantage pour lui apprendre à quelle source le baron avait puisé.

—Eh ! bien, messire, vous hésitez...Avez-vous oublié leurs noms ? faites un effort de mémoire.... le sujet en mérite la peine. Après tout, je le conçois, un pareil aveu répugne à un chevalier ; je ne vous presse pas davantage. Néanmoins je sais à qui attribuer le mérite de ces infamies ; oui, torr-é ben (1), je le sais, reprit-il en lançant à Audren et à Kil-Cam un coup d'œil qui fut généralement compris, ce sont de lâches misérables, qui, n'osant m'attaquer en face, emploient sourdement contre moi les viles armes réservées aux lâches. Mais je me ris de leurs mensonges et de leur haine ; je suis un homme dur de l'Armorique. De pareils ennemis ne m'abattront pas.

Le sire de Conforf protesta de nouveau qu'il n'avait eu en vue que la gloire du châtelain, et que si l'intérêt qu'il prenait à la destruction des pirates lui avait fait avancer quelque parole inconvenante, il priait son noble hôte d'en agréer ses excuses.

— Chacun sait, poursuivit-il, qu'à l'imitation de plusieurs seigneurs, tant étrangers

(1) Jurement par exclamation. Littéralement, assomme, frappe sur la tête.

que français, j'ai favorisé, dans l'espoir d'un profit honnête, l'établissement sur mes domaines de commerçans industrieux. Chaque année une foule de navires espagnols vient enlever le produit de mes pêcheries ; pour que cette prospérité si avantageuse au pays ne soit pas frappée de mort, il faut que les marchands naviguent en sûreté sur nos côtes, sans avoir à redouter les pirates.

— Sire de Conforf, et vous aussi, Tolaharn, reprit Joscius, vous m'avez demandé une explication, la voici ; elle est pour vous et pour tous, que chacun s'en tienne averti. Le jour où l'un de mes ancêtres a bien voulu renoncer au titre glorieux d'Ar-Moric'h, que nous avait légué le fondateur de ce château, nous avons été investis de l'amirauté de Bretagne; je sais quels sont les droits que me donne cette charge et les devoirs qu'elle m'impose : je ferai respecter le suns et j'accomplirai les autres. Je ne souffrirai jamais qu'aucun navire passe le Raz sans ma permission, qu'aucun pavillon s'élève au-dessus du mien. J'ai autorisé le pillage des navires naufragés non munis de brefs et laissé chacun profiter des bris inconnus : je continuerai de faire. Le ciel, en nous refusant une terre fertile et les productions abondantes des climats plus favorisés, a bordé nos côtes d'une ceinture de rochers et d'écueils redoutables destinés à nous dédommager de l'ingratitude du sol. Vous savez de quel cri nous accueillons les naufragés : *Dent eo gracz douë davedomp* (1). Ils valent pour nous les pâturages des Normands, les vignes des Bordelais, les oliviers des Provençaux ; le peuple le sait et en use, le vent de sorouest soit béni. Mes devoirs m'imposent

(1) Dieu nous visite.

l'obligation de protéger tout navigateur marchand qui m'a fait sa soumission, de ne souffrir aucun pirate , voleur ou étranger armé sur les mers qui m'appartiennent ; j'ai la présomption de croire que personne ne saurait mettre plus de zèle à les remplir. — Ce matin j'ai reçu la nouvelle que mes croiseurs ont capturé le pirate qui porte pavillon bleu à champ de sable avec deux épées en sautoir. Cette prise va mettre pour quelque temps les navires marchands à l'abri de toute inquiétude, car ce pirate était le seul qu'on signalât sur la côte.

En prononçant ces mots, les regards de Joscius se portèrent sur les Plouhinec avec une intention marquée. La plus profonde consternation était peinte sur leurs figures; ils eussent appris à tous l'intérêt qu'ils prenaient au fâcheux destin de ce pirate, dont ils étaient les armateurs, si l'attention ne s'était pas portée ailleurs. Kil-Cam promit, en blasphémant, de se venger du cousin qui leur jouait un tour aussi noir, et Sell-à-Gorn fit un serment de même nature qui, pour être moins énergique, ne promettait pas d'être moins bien observé.

La déclaration qu'avait faite l'amiral au sujet des bris ayant rassuré les partisans de Tolaharn, qui avaient craint d'abord de se voir disputer cette facile récolte, les plus sûrs produits de leurs terres, l'annonce de la prise du pirate répandit une satisfaction générale dans l'assemblée. Le sire de Conforf, particulièrement intéressé à la libre navigation, témoigna surtout le plaisir que cet évènement lui causait et fit à Joscius les plus vifs remercîmens Mais le châtelain ne l'entendit point; comme si l'effort qu'il avait fait pour donner les explications que sa dignité exigeait eût épuisé son énergie, dès qu'il cessa de parler ses yeux perdirent toute expression; sa pâleur habituelle effaça le léger incarnat qui avait paru sur ses joues, et son esprit, encore une fois, s'éloigna de l'assemblée. Les convives n'y prirent pas garde. Pendant la discussion, on avait desservi le dîner et couvert la table de vins et de boissons apprêtées, dont l'apparition agréable fit une diversion assez forte pour bannir toute autre pensée. Leur influence généreuse se manifesta même bientôt de manière à prouver combien on y faisait honneur.

Les entretiens particuliers, qui au commencement du repas ne s'écartaient pas des règles du décorum, prirent, grâce à la chaleur du vin, un ton assez élevé pour forcer ceux qui voulaient se faire entendre d'un côté de la table à l'autre de parler d'une manière qui eût parfaitement convenu pour commander la manœuvre dans une tourmente. A ce bruit confus de voix criant toutes ensemble à l'envi, il faut ajouter les cris après les valets, les rires, le choc des coupes et des flacons, qui, tenus par des mains distraites, — l'expression est un peu polie, — roulaient fréquemment à terre ; les trépignemens, les blasphèmes, les santés et la symphonie obligée des musiciens du château qui, dans la louable émulation de se tenir à la hauteur de ce tumulte, dédaignant les règles serviles de la mesure et de l'accord, se servaient de leurs instrumens comme si chacun se fût piqué de produire le plus d'éclat. Ils y parvenaient assez bien. Au milieu de tout cela, on entendait, dans les rares intervalles de calme qui succédaient parfois aux clameurs les plus bruyantes, le vent siffler dans les créneaux, la mer mugir sur le rivage et la pluie fouetter les vitraux.

Manfa, dont la contenance annonçait qu'en assistant au dîner, elle consultait moins son goût que ses devoirs de châtelaine, profita, pour se retirer, de cette exaltation vineuse où la présence d'une femme, voire la plus noble et la plus belle, a peu de charmes pour les mortels occupés à s'enivrer. La civilité, à défaut d'autre motif, exigeait de Joscius qu'il l'accompagnât jusqu'à la porte de la salle, et l'on ne pouvait supposer qu'il voulût, en présence de cette nombreuse réunion, manquer à dessein aux égards que sa charmante épouse avait droit d'attendre de lui. Cependant il ne lui offrit pas la main: elle lui fit signe qu'elle allait se retirer; il la regarda fixement et ne bougea pas de sa place. La noble dame se détourna en rougissant, et allait sortir seule sans insister davantage, lorsqu'Audren dont l'œil oblique était attaché sur 'estrade, voyant l'embarras de Manfa, courut vers elle pour lui offrir ses services, dans l'intention charitable de rendre plus évidente la négligence de son époux.

La châtelaine connaissait assez le caractère de son cousin pour deviner à quel motif s'inspirait cette bienveillante courtoisie. Le dépit qu'elle ressentait ne lui fit pas oublier l'inimitié qui existait entre Audren et son mari ; elle aima mieux pardonner que de s'aider d'un tel homme pour marquer son mécontentement à Joscius. Elle s'inclina froidement et passa devant Audren, qui, le bras tendu et le regard animé, considérait sa taille mince d'un air qu'on eût pris volontiers pour l'admiration d'un amant, si la clause du testament n'eût pas fourni à cet égard une plus sage explication. Mais Sell-à-Gorn n'était pas homme à tenir compte d'un refus qui contrariait ses projets. Armé d'une audace exemplaire, il suivit Manfa sur l'estrade, et, se plaçant sur son passage, il allait réitérer ses instances, quand Joscius, revenant à lui, et voyant Manfa qui se reculait d'un air froid devant le Plouhinec, arrêté devant elle avec une effronterie mielleuse, le repoussa brusquement pour prendre la main de sa femme. Celle-ci était placée sur le bord de l'estrade, le pied lui manqua, et pour éviter de tomber, elle sauta légèrement à terre. Audren, affectant une grande inquiétude, s'informa si elle n'éprouvait aucun mal, ajoutant, avec un sourire équivoque, que dans l'état où elle était, sans nul doute, la moindre secousse pouvait lui être funeste.

Joscius rougit, et sans regarder Audren, il le remercia sèchement de l'intérêt qu'il prenait à la santé de sa femme, dont rien n'annonçait qu'on eût lieu de s'inquiéter.

— Oh! certes! les yeux vifs et les brillantes couleurs de ma belle cousine semblent défier la maladie; mais quelquefois le plus léger accident peut avoir les suites les plus graves. Il est des circonstances, poursuivit Sell-à-Gorn en prenant un air fin, des circonstances dans la vie des femmes, où, comme je le disais, le moindre effort peut entraîner des résultats bien cruels.

— Je ne vous comprends pas, dit sourdement Joscius en attirant Manfa avec une vivacité qui fut remarquée d'Audren.

Celui-ci en tira une induction heureuse pour ses espérances, et, voyant combien ce sujet semblait contrarier Joscius, il ajouta à haute voix en se tournant vers les convives :

— Sans doute, sans doute, cousin; cependant, croyez-moi, prenez vos précautions; vous savez que le terme fixé par notre oncle approche. Il ne faut pas qu'un accident de cette nature vous fasse perdre le château.

Joscius, en l'entendant, eut un frisson convulsif, le feu lui monta au visage; mais, dévorant sa colère, il baissa la tête et s'éloigna plus rapidement. Le trouble de Joscius, provoqué par les allusions grossières de Sell-à-Gorn, n'échappa pas à Manfa; elle en parut douloureusement affectée, et, comme si la cause en fût venue d'elle seule, elle tourna vers lui un regard timide et suppliant; mais Joscius, absorbé dans une étrange méditation, n'aperçut pas la prière de sa jeune épouse; et, sans parler, sans paraître songer même qu'il la conduisait par la main, il marcha rapidement jusqu'à sa chambre, où il entra avec elle.

La croisée de cet appartement ouvrait sur la mer; Joscius promena ses regards distraits sur le sombre tableau qui se déroulait devant lui. Tout annonçait que la tempête qui menaçait depuis la veille allait prochainement éclater. Le flux devançait son heure, les vagues produisaient un bruit sourd qui se répandait au loin ; elles laissaient en se retirant de longues traînées de sable et de coquillages. Le pétrel, qui annonce l'orage, jetait ses sinistres cris ; les goëlands noirs et gris, qui volent en troupes dans le beau temps, s'isolaient, selon leur coutume, à l'approche de la tourmente ; les mouettes, grandes et petites, accouraient sur le Beg-ar-Raz, qui semble le berceau de tous les oiseaux de la côte. L'horizon était partout obscurci, des nuages épais, chassés par un vent impétueux, roulaient pesamment au ciel.

La vue de Joscius errant au hasard sur la mer qu'il observait, malgré sa préoccupation, avec l'intérêt d'un marin, se fixa sur un point noir qui ressemblait, à cette distance, à un oiseau ralliant à terre. Cependant sa grande expérience et la sûreté de son coup d'œil l'empêchèrent de s'y méprendre. Bientôt cet objet informe laissa voir distinctement les voiles, puis la coque d'un navire. C'était la fine *Sainte-Ursule*, qui courait sous ses huniers pendant que le pilote racontait l'histoire de Joscius.

— Par Notre-Dame ! les insensés viennent ici ! s'écria l'amiral ; que le feu du ciel consume l'ignorant pilote qui tient la barre de ce navire, et le maître non moins stupide qui laisse toute cette toile dehors ! — Ils ont doublé Bastrecheven ! plus de doute, ils veulent passer le détroit ! Ignorent-ils donc que la baie des Trépassés les attend derrière le Raz ? Manfa, la nuit verra un naufrage ; le flot nous apportera des cadavres et des débris.

Se détournant alors, il vit sa jeune femme

assise sur une chaise à bras, la figure cachée dans ses mains. Les larmes qui coulaient à travers ses doigts charmans et l'agitation de son sein trahissaient sa muette douleur. Joscius courut à elle, il lui prit doucement les mains qu'il serra avec effusion.

— Ma bonne Manfa, dit-il d'une voix pénétrée, au nom de Dieu, qu'as-tu? pourquoi pleures-tu ainsi?

A ces paroles affectueuses la jeune femme leva sur lui ses beaux yeux, rendus plus touchans par les larmes, et le regardant un moment d'un air de doute et d'espoir :

— Joscius, dit-elle, mon noble époux, tu me pardonnes donc, tu ne me maudis pas!..

— Te pardonner, te maudire! répèta le châtelain d'un air étonné; toi, aussi aimable que belle, toi ma seule affection sur terre!

—Tu m'aimes, quoi, Joscius, tu m'aimes?

—Aurais-je eu le malheur de te donner lieu

d'en douter? répondit Joscius tendrement.

— Oh! combien tu me rends heureuse, dit-elle en inclinant sa jolie tête sur le sein de son époux.

Joscius contempla d'un œil tendre et triste à la fois ce frais visage animé d'un chaste amour; il cueillit un doux baiser sur les lèvres de sa jeune femme entr'ouvertes par un sourire. Ses doigts s'égarèrent dans les boucles soyeuses de sa chevelure parfumée. Elle leva sur lui ses beaux yeux où respirait une molle langueur.

— Joscius, dit-elle, mon cher seigneur, ne sommes-nous pas bien ainsi? que pourrions-nous encore demander à l'univers? Promets-moi que tu n'iras plus parcourir les mers lointaines. Laisse à d'autres le mérite de découvrir des peuples et des côtes inconnues... La terre n'est-elle pas assez vaste? Je voudrais qu'elle ne s'étendît pas au-delà de nos domaines, afin d'être plus sûre de t'avoir toujours avec moi !

Elle fit une pause, et regardant son époux avec une angélique tendresse :

— [illegible], ce doux entretien ne te rappelle-t-il pas de délicieux souvenirs ? A nous voir ainsi tous deux, je me crois revenue au temps passé, alors que notre amour secret épiait si avidement chaque occasion de nous trouver réunis. Hélas ! ces instans fortunés étaient bien rares au gré de nos désirs, et toujours trop vite écoulés ! quelle peur j'avais qu'on ne nous surprît ensemble ; mon oncle Jean m'avait défendu de te voir sous les plus terribles menaces. Mais tu avais tant d'éloquence pour calmer mes appréhensions et de si douces caresses pour me les faire oublier !... Quelle différence aujourd'hui ! Pourquoi donc es-tu changé, quand je suis toujours la même ?

Cette question répandit un sombre nuage

sur le front de l'amiral ; il pâlit, détourna les yeux et fit un léger effort pour se dégager des bras de Manfa; mais elle le retint auprès d'elle.

— Joscius, tu ne réponds rien; tu veux t'éloigner de moi !

Elle tressaillit comme frappée d'une pensée subite, et, détachant ses bras du cou de Joscius, elle se renversa presque défaillante sur son siége.

—Ah! murmura-t-elle, tu m'avais dit pourtant que tu me pardonnais ; mais c'était trop demander, misérable que je suis !

— Manfa, que veux-tu dire, je ne te comprends pas. Toi, l'innocence et la candeur mêmes, quelle faute aurais-tu commise pour avoir besoin de pardon ?

— Joscius, pourquoi dissimulerais-tu ? dit-elle en baissant la tête d'un air d'humilité et de résignation amère ; la bonté de ton cœur t'empêche de m'avouer tes souffrances de peur de briser le mien ; mais je les ai devinées, ainsi ne te contrains plus par égard pour ta pauvre femme.

L'amiral arrêta sur elle un regard égaré, tout son corps tremblait, et la sueur coulait en grosses gouttes sur son front.

— Tu me maudis peut-être au fond de ton âme? reprit-elle, tu peux me l'avouer, Joscius ; je sais que tu en as le droit... et cependant, continua-t-elle, à ta place je n'éprouverais pas le moindre regret; au contraire je te chérirais davantage en pensant que notre affection resterait entière, unique, sans jamais se diviser. Mais tu en juges autrement... Et comment oserais-je m'en plaindre, moi que le Seigneur a maudite ! Comme Saraï, femme d'Abraham, j'ai été frappée de stérilité, et mon époux, dans l'affliction de son âme, dit au ciel comme le patriarche : « Vous ne m'avez point donné d'enfans, ainsi le fils de mon serviteur sera mon héritier. »

A ces mots, Joscius tressaillit; l'oppression qui pesait sur lui se dissipa de moitié. Son regard pénétrant, attaché sur la jeune châtelaine, sembla scruter les replis de sa pensée.

— Oh ! Dieu du ciel, reprit-elle, dans un sombre désespoir, quand je songe au triomphe de tes ennemis, à l'insolence avide des Plouhinec, à la perte de tes biens, de tes honneurs, de ta puissance... quand je me représente le noble Joscius, le descendant d'une longue suite de fiers barons, l'amiral de Bretagne, dont le nom est béni des paisibles navigateurs et redouté des pirates, réduit pour vivre à louer son épée mercenaire au premier prince qui voudra bien l'employer, et tout cela à cause de moi... Oh ! j'ai pourtant passé bien des nuits en prières, j'ai fait assez de jeûnes, d'aumônes et de neuvaines, j'ai brûlé assez de cierges pour tirer du purgatoire l'âme du plus endurci pécheur... Le ciel a rejeté mes prières, mes offrandes, je suis maudite et réprouvée !...

Une révolution étrange s'était opérée chez Joscius ; il parcourait la chambre à grands pas, les yeux fixes devant lui, les mains jointes, serrées sur son front.

— Pourquoi, pourquoi désespérer? murmura-t-il; le présent est à nous, qui nous répond de l'avenir?... Près d'une année doit s'écouler encore, et un jour suffit au soleil pour fournir sa carrière... Il sera toujours temps de prendre un parti.

Il s'approcha de Manfa qui gémissait en proie à une douleur violente et la considéra quelques instans dans une cruelle agitation; puis, cette expression se dissipant par degrés, fit place à un sourire gracieux; et, s'asseyant auprès d'elle, il lui passa tendrement le bras sous la taille.

— Sèche tes pleurs, ma douce enfant, les malheurs que tu prévois ne sont pas réalisés; le ciel exaucera tes prières...

—Que me dis-tu? Serait-il possible! Oh! Joscius! s'écria la jeune femme...

En ce moment, la porte, brusquement ouverte, laissa voir un homme de haute taille, dont le visage sinistre glaça le cœur de Manfa, comme si elle y eût trouvé le présage d'un malheur prochain.

VI.

Celui qui venait si mal à propos interrompre ce doux tête à tête conjugal était, comme je l'ai dit, pourvu d'une taille très-élevée, jointe à une excessive maigreur. Cependant ses membres musculeux, quoique grêles, dénotaient l'activité et la vigueur. Il était couvert de vêtemens somptueux, mais négligemment arrangés. Les trois rangs d'une chaîne d'argent étagés sur sa poitrine annonçaient qu'il occupait au château les fonctions de sénéchal. Un long poignard mauresque était passé dans sa ceinture; il ne portait pas d'épée. D'épaisses moustaches noires couvraient sa lèvre supérieure; ses cheveux nuancés de gris étaient coupés ras sur la tête; ses yeux fauves, caves et comme en embuscade sous deux grosses touffes de sourcils, étaient animés d'un feu sombre; son front et ses joues sillonnés d'une quantité de rides qui se jouaient dans tous les sens, comme sur une peau de maroquin, étaient dénués de toute couleur, tandis que son long nez crochu et son menton de galoche semblaient se plaire à justifier le nom de Bec-de-Rouget, Becq-Meilh (1), que portait cet individu.

(1) Le nom de Bec-de-Rouget était souvent donné aussi

On n'aurait su dire si la teinte rose, qui fleurissait les extrémités de ce visage disgracieux, était le fait d'un caprice de la nature ou la suite d'un culte trop fervent pour les esprits alcooliques, car rien en lui ne dénotait la bonne humeur et la franchise qui accompagnent ordinairement ce penchant. S'il buvait ce n'était donc qu'en cachette, par instinct plutôt que par goût, pour s'étourdir et noyer sa mélancolie, comme le font les paysans Bretons, dont l'ivresse sans gaîté ressemble beaucoup à l'extase que les orientaux se procurent avec l'opium. Du reste, quoique chacun doutât de sa tempérance, — à l'exception du sommelier qui était à cet égard d'une discrétion inviolable, — personne n'aurait pu l'affirmer, car jamais on n'avait remarqué en Becq-Meilh le moindre dérangement; ja-

aux habitans de Quimperlé, parce qu'ils mangeaient beaucoup de ce poisson, qui abondait sur leur côte.

mais la gravité étudiée de sa démarche n'avait été prise en défaut; jamais l'austérité sombre qu'il affectait dans ses paroles et sa conduite ne s'était démentie un seul instant. Au total, ce personnage, comme on le pense, inspirait plus de crainte que d'affection; mais il était généralement respecté de ceux même qui le haïssaient, car sa conduite était irréprochable, son courage reconnu, son activité sans égale, sa piété, arrangée pour sa conscience —laquelle était fort ductile—aurait pu servir de modèle; enfin il professait pour son maître un dévouement absolu, tant par suite de l'affection — et c'était la seule qu'on lui eût jamais connue — qu'il avait conçue pour Joscius, élevé sous ses yeux et par ses soins, qu'en qualité de descendant des Cap-Sizun, auprès de qui les auteurs de Becq-Meilh, compagnons de leurs exploits, occupaient héréditairement, depuis l'installation de l'Ar-

Moric'h sur le Raz, la charge importante dont il était revêtu. On sait que le sénéchal commandait dans le château en l'absence de son seigneur.

Becq-Meilh vint droit devant le siége où Joscius et Manfa étaient assis. En les voyant si tendrement embrassés, sa figure sombre s'éclaircit ; il fut sur le point de sourire ; mais réprimant aussitôt un sentiment qui dérogeait à sa gravité habituelle, il rabattit ses gros sourcils en prenant un air plus sinistre.

— Que se passe-t-il en bas ? demanda Joscius, présumant que le sénéchal n'était pas venu sans motifs.

— On s'aperçoit de votre absence, répondit Becq-Meilh d'un ton significatif.

— Manquent-ils de vin ? qu'on leur ouvre toutes les caves ; ils oublieront le châtelain. Joscius, oh ! reste avec moi.

Becq-Meilh fit un signe à son maître.

— Ma bonne Manfa, voudrais-tu que je manquasse envers mes hôtes aux droits de l'hospitalité ?

En parlant ainsi, Joscius se dégagea des bras de la belle châtelaine, et suivit Becq-Meilh qui sortait. La porte de l'appartement ne fut pas plus tôt fermée, que toutes traces des sentimens qu'il venait de manifester s'évanouirent ; ses traits se contractèrent, ses yeux devinrent ternes et fixes ; il ressemblait à un homme qui gémit sous le poids d'un mal contre lequel il n'ose implorer de remède. Concentré en lui-même, il marcha auprès de Becq-Meilh sans penser à lui demander de plus amples informations ; enfin, arrivés dans le corridor qui conduisait à la grand' salle, le sénéchal s'arrêta, et, posant doucement la main sur le bras de son maître, qui tressaillit comme s'il était tiré d'un rêve :

— Monseigneur, par la Vierge immaculée,

ne vous montrez pas ainsi ; prenez le temps de vous remettre.

— Que disent-ils de moi ? demanda Joscius à voix basse.

— De vains propos de gens ivres.

— Se serait-on permis quelque atteinte à mon honneur ?

— J'étais là, dit Becq-Meilh en mettant la main sur la poignée de sa dague, avec un geste farouche.

— Alors c'est donc...

Le sénéchal baissa les yeux.

— Ils auront fait quelque allusion... Les Plouhinec sont triomphans ? continua Joscius avec peine.

— Ces gens-là ont trop vécu, dit le sénéchal avec une colère concentrée ; le ciel dessèche la main du serviteur tiède ; le sang de mes pères est dégénéré en moi.

— Ami, dit tristement Joscius, ce n'est pas au fer qui blesse, mais au bras qui le dirige qu'on doit faire sentir la vengeance. Le ciel a permis...

Il s'arrêta brusquement d'un air qui trahissait la crainte d'en avoir trop dit.

Le regard creux du sénéchal était fixé sur Joscius avec une étrange expression ; il frissonna de tout son corps, son nez et son menton pâlirent.

— Gloire de Dieu ! murmura-t-il, serait-ce de son oncle qu'il parle ? On me cache un affreux mystère ! Dieu me préserve de le pénétrer jamais !

Joscius ne remarqua pas l'émotion du sénéchal ; il écoutait les rires bruyans qui venaient de retentir dans la salle.

— Les entends-tu ? dit-il, et peut-être est-ce de moi ! Mort et enfer ! je voudrais les combattre tous ! ils apprendraient à mes coups que mon bras n'est pas affaibli. — Becq-Meilh, tu es mon serviteur et mon ami : à ma place que ferais-tu ?

— Je répondrais aux insolens avec la pointe de mon épée ; aux railleurs, en les forçant à se taire.

— Comment?

— Monseigneur, pardonnez à un fidèle serviteur s'il se permet de critiquer vos actions. Mon bisaïeul fut poignardé par l'un de vos nobles ancêtres, dont il accusa l'épouse d'adultère et de trahison. Vous savez que sa mort sauva l'honneur de la famille. Je m'estimerais trop heureux de mourir aussi glorieusement. — Eh! bien, je trouve que vous n'avez pas agi comme vous auriez dû le faire, comme vous le commandait votre éminente qualité. — Il convient sans doute au descendant de l'Ar-Moric'h, à l'amiral de Bretagne, de parcourir les mers, qui sont ses domaines ; mais vous n'eussiez dû jamais vous absenter de ce château avant d'avoir assuré l'avenir de votre race. Vous avez voulu sans doute punir les Plouhinec de leurs insolentes prétentions en les leurrant d'une espérance chimérique. Ils ont eu la présomption de convoiter votre héritage, comme si l'épée du North-Man pouvait tomber en de telles mains. Aujourd'hui qu'ils lèvent la tête le plus haut, écrasez-les sous vos pieds. Il est temps d'assurer votre postérité.

En achevant, il croisa les bras sur sa poitrine et baissa les yeux humblement.

Un sourire amer passa sur les lèvres de Joscius.

— Becq-Meilh, le conseil est sage; j'en ferai mon profit, dit-il en s'avançant vers la salle.

En ce moment, l'envoyé du vicomte de

Rohan, messire de Guerguezengor, se plaignait du peu de cas que Joscius paraissait faire de ses hôtes.

— Messire de Sourdeac, poursuivit-il, que vous semble de tout ceci? Convenez qu'il n'était pas nécessaire de crever nos chevaux pour disputer de vitesse? Si j'avais prévu ce qui nous attendait ici, vous auriez eu le champ libre.

Le sire de Sourdeac, en diplomate exercé, ne fit qu'une réponse évasive. Tristan de Guerguezengor, qui avait largement dîné, montra beaucoup moins de réserve.

— A-t-on vu jamais châtelain quitter la table avant la fin du repas, sans prendre congé de ses hôtes? on se croirait, Dieu me pardonne, dans ces manoirs enchantés dont il est fait mention dans les récits des jongleurs. Rien ne s'y passe comme ailleurs.

— Il est bien vrai, dit Kil-Cam, que le

cher cousin Joscius n'a pas fait à vos seigneuries une très-aimable réception ; mais la raison en est simple : il pense que, pour le temps qu'il doit demeurer ici, ce n'est pas la peine de se gêner avec ses hôtes. Dans un an, il s'estimera trop heureux si nous voulons lui donner la charge de sénéchal, avec une assiette à l'autre bout de la table. Après tout, Joscius est notre cousin, il faut aider sa famille.

Comme il finissait de parler, on vit entrer l'amiral accompagné de Becq-Meilh. En entendant son nom, il s'était arrêté à la porte de la salle pour écouter ce que l'on disait de lui ; et il avait pu juger, par les intentions charitables de Kil-Cam à son égard, combien les Plouhinec comptaient sur sa déchéance. L'humiliation qu'il ressentit, en se voyant l'objet de la pitié grossière de son cousin, lui fut plus sensible que ne l'eût été l'expression de la haine jalouse de Sell-à-Gorn : elle ne laissa dans son cœur aucune place pour la colère. Il traversa la chambre d'un pas calme et ferme, et s'appuyant sur l'estrade, il prit une coupe de vin qu'il avala d'un seul trait. Puis, se tournant vers Kil-Cam, qui tenait les yeux baissés, de l'air d'un paysan pris en fraude, il dit avec un enjouement dont sa figure contractée trahissait l'affectation :

— Beau cousin, recevez mes remercîmens du témoignage d'intérêt que vous venez de me donner; soyez persuadé que je l'apprécie dignement. Un autre, à votre place, désirerait se débarrasser d'un parent infortuné dont il possèderait l'héritage; vous, plus généreux, vous consentez à l'admettre au rang de vos serviteurs! Vraiment, Kil-Cam, votre présomption m'étonne. Quoi donc! avez-vous bien osé porter vos vues aussi haut ?... Le château de Cap-Sizun ! la noble résidence des descendans du North-Man, servir de gîte aux Plouhinec... le loup dans l'antre du lion!... et vous ne craindriez pas que les tours vierges de ce château s'écroulâssent sur vos têtes en horreur d'une telle souillure ? Vous ne craindriez pas que mes ancêtres, indignés, sortissent de leurs tombeaux pour vous chasser honteusement, et que moi-même, dont vous convoitez l'héritage... mais torr-é-ben, n'en parlons plus, car la patience m'échapperait...

Il passa la main sur son front, promena lentement le regard enflammé sur les convives silencieux, et poursuivit, d'une voix rauque peu d'accord avec ses paroles :

— Varlets, remplissez les coupes, trompettes, sonnez les fanfares.

—Il prit lui-même une coupe, et l'élevant à la hauteur de sa tête :

—A la santé de ma noble dame Manfa! au prochain avènement de l'héritier de Cap-Sizun!

Une longue acclamation, à laquelle prirent part les serviteurs du château, fit résonner les échos de la grand'salle, comme au temps où les seigneurs victorieux revenaient d'une expédition. Les musiciens sonnaient à s'époumoner, le vin coulait à flots et les convives, trouvant leurs voix insuffisantes pour témoigner la joie que leur causait cette nouvelle, battaient la charge sur la table et cassaient tous les flacons.

Les Plouhinec et Joscius s'abstinrent seuls de toute manifestation. Les premiers, pâles et consternés, offraient l'image de condamnés à qui on vient de lire leur sentence de mort; Joscius, les yeux hagards, la figure bouleversée, tenait à la main sa coupe à moitié pleine, qu'il n'avait pas eu la force de vider.

Becq-Meilh, debout sur l'estrade, lui dit d'une voix agitée :

— Mon maître! mon cher maître, par le Ciel! qu'avez-vous?

Joscius approcha la coupe de ses lèvres et but une gorgée qu'il rejeta aussitôt.

— C'en est trop, je n'y tiens plus, dit-il; remplace-moi ici. J'ai besoin d'air, j'étouffe...

Et, laissant sa place au sénéchal, qui s'assit modestement sur un escabeau à quelques pas en arrière, le châtelain jeta sur ses épaules un grand manteau de drap noir, qui était sur le dossier de son siége, et, s'en enveloppant de manière à cacher ses traits, il traversa la salle à pas pressés, plutôt comme un misérable qui échapperait par la fuite à la honte d'une accusation infamante, que de l'air d'un puissant seigneur qui, dans la joie de son cœur, annonce l'espoir d'un premier-né.

Becq-Meilh, désolé des commentaires que suscita la conduite inexplicable de Joseius, désirant faire oublier son absence et n'osant pas la justifier, ne trouva rien de mieux, pour distraire l'esprit des convives, que de commander l'hypocras. Ce moyen eut un plein succès. Dès que le breuvage fumant fut apporté sur la table, on cessa de parler pour boire, avec d'autant plus d'empressement, que l'hypocras de Cap-Sizun était réputé sans égal dans l'évêché de Cornouaille.

Joscius arriva au milieu de ses vassaux, qui faisaient retentir les échos de la grande cour des cris sans fin de Nedelecq (1) pour le joyeux avènement. Mais, loin de leur témoigner, dans ce moment d'allégresse, la cordialité bienveillante qu'il avait toujours avec eux, il écarta brusquement ces braves

(1) Noël.

gens qui s'empressaient autour de lui, gagna le pont-levis, qu'il traversa à grands pas, et, désirant de se soustraire aux regards, il descendit derrière l'un des monticules qui forment une chaîne presque non interrompue de côteaux et de vallons depuis Audierne jusqu'au Raz. Rendu là, il jeta les yeux à l'entour pour s'assurer s'il était seul, et, laissant tomber son manteau qui lui couvrait le visage, il s'arrêta dans l'attitude d'une profonde méditation.

Nulle part la nature n'eût été mieux en harmonie avec ses sombres pensées. Deux monticules bornaient la vue dans leur étroit horizon. Leurs flancs arides, uniformes, couverts d'une herbe flétrie, ne nourrissaient aucun arbre. Quelques bouquets de bruyère, qui y croissaient çà et là, étaient courbés par le vent qui s'engouffrait dans ce vallon avec une impétueuse violence. Les ombres du soir enveloppaient la cîme des côteaux et répandaient leurs teintes lugubres sur cette solitude sauvage. Quelques oiseaux de proie, quittant la côte où ils avaient passé le jour, alourdis par une abondante curée, gagnaient pesamment leur retraite. Leurs cris aigus s'éteignaient en sons bizarres dans le fracas de l'Océan qui remplissait l'air de sa voix.

Sous l'influence de cette nature désolée et imposante à la fois, l'amiral retrouva quelque sérénité. Son front plissé se dérida ; ses yeux ardens prirent une expression plus tranquille ; il serra autour de sa taille les larges plis de son manteau que le vent gonflait comme une voile, et se dirigea lentement vers la pointe du Raz, distant d'un quart de lieue du château de Cap-Sizun.

A le voir errer ainsi par cette soirée orageuse sur la bruyère desséchée, sa figure pâle se détachant de ses vêtemens, on l'eût pris pour le spectre d'un guerrier parcourant ses sombres domaines.

Il marcha d'abord le long d'une large chaussée, — nommée *Hent-Ahes*, — reste de voie romaine qui va de Cleden à la baie des Trépassés ; mais entendant un bruit de pas derrière lui, il s'écarta de ce chemin et s'enfonça dans un *can* ou vallon semblable à celui qu'il quittait. A l'extrémité, parmi un amas de rochers, qu'une convulsion de la nature avait jeté dans ce lieu, était une misérable hutte dont les murs débiles, formés de boue et de gazon, paraissaient près de s'écrouler. Cependant la fumée, qui en sortait par les innombrables fissures, tenant lieu de cheminée, annonçait qu'elle servait de retraite à une créature humaine dont l'ombre se dessinait à travers la porte entr'ouverte, devant le feu brillant allumé sur le chauffoir. Joscius y dirigea ses pas. Une odeur fétide, où dominait celle du poisson corrompu, en défendait les approches. Dans une sorte de cour qui régnait au-devant, on voyait çà et là des carcasses d'animaux, des intestins, des ossemens, des vases cassés, des bouts de planches, des tonneaux vides, et quantité d'objets brisés et informes recueillis sur le rivage.

Comme l'amiral mettait le pied sur le seuil de la cabane, un grand chien à poils roux s'élança vers lui en aboyant avec fureur; deux gros corbeaux arrivèrent le bec ouvert, une orfraie les suivit de près en poussant un cri de menace, et un veau marin, qui ronflait à la porte, leva la tête en montrant ses dents aiguës; mais à sa voix, les hôtes de cette hideuse demeure firent succéder à leurs démonstrations hostiles des témoignages non équivoques de plaisir et d'amitié. Le chien fit deux gambades et jeta ses pates de devant sur les épaules de Joscius, qu'il essaya de baiser; les corbeaux lui sautèrent aux jambes en poussant de mélodieuses acclamations; l'orfraie lui promena son bec tranchant sur les mains, et le veau marin lui-même, dérogeant à ses habitudes somnolentes et insociables, se trémoussa de la façon la plus aimable, sans daigner pourtant se lever.

Au milieu de la hutte, bizarrement accroupie devant le chauffoir flambant, était une créature, une femme, mais non pas, comme on se fût attendu à la trouver d'après son habitation, une sorcière laide et décrépite, s'entourant à dessein d'objets étranges et effrayans, car c'était l'un de ces beaux types de femmes, aux formes pures comme celles d'une statue antique, qu'on trouve parfois sur ces côtes. Elle était à cet âge charmant où l'enfance s'efface devant la jeunesse; son visage conservait toutes les grâces naïves de l'enfant, quand son corps était déjà un modèle accompli des perfections de la femme. Ses vêtemens n'empêchaient pas d'en admirer les ravissantes proportions : ils consistaient simplement en un court jupon de drap, serré au-dessus des hanches, et laissant à découvert ses jambes, que l'art plutôt que la nature semblait avoir formées, tant elles étaient fermes et délicieusement arrondies. Son buste séduisant était également sans voile. Ainsi ses épaules charnues, son jeune sein éclos la veille et déjà si riche d'attraits, son cou gracieux soutenant une tête charmante, tous ces trésors de beauté eussent été embrassés à la fois par le regard enchanté, sans la superbe abondance de sa brillante chevelure noire flottant avec grâce autour d'elle. Sur son front pur était une guirlande d'herbes marines d'un vert tendre, nuancées de couleurs changeantes.

Elle ne montra aucun effroi d'être surprise en cet état par Joscius. Son innocence était trop grande pour qu'elle connût la pudeur, fruit de la dépravation. Elle avait été nourrie au bord de cette côte déserte, dans l'isolement et l'exclusion de toutes relations humaines; pour elle, l'enfance durait encore à l'âge où le cœur d'une jeune fille palpite et s'ouvre aux mystérieuses révélations qui s'épanouissent dans son sein.

Cette ignorance d'elle-même, cet oubli des formes sociales, avait encore une autre cause, car elle appartenait à la race proscrite des *Cacous* (1), parias de l'ancienne Bretagne; sa demeure était un lieu réprouvé, son attouchement une souillure; enfin, la nature elle-même lui avait interdit toutes relations

(1) En français, Caqneux.

avec les hommes en la privant de l'organe le plus précieux ; la pauvre enfant était muette.

Joscius, en entrant dans la cabane, la parcourut d'un regard, paraissant y chercher quelqu'un. La jeune fille se leva et vint à lui en souriant avec une gaîté naïve. Ses lèvres fraîches en s'entrouvrant laissaient voir une riche parure de dents blanches et transparentes ; deux charmantes fossettes se jouaient aux coins de sa bouche. Ses grands yeux noirs, brillant d'un éclat merveilleux, avaient toute l'ingénuité, toute la candeur de l'innocence. La lueur du feu dont elle était éclairée donnait à sa peau, peut-être un peu trop brunie, les tons fermes et chauds qu'on admire dans la peinture espagnole; mais nul pinceau n'aurait su rendre la transparence de sa chair, le coloris de son teint, ni les nuances mobiles de ses traits.

— Où est ta mère, Mary-Morgan? (1) dit Joscius, en passant la main dans les cheveux de la jeune fille, qui paraissait aussi joyeuse de le voir que les aimables animaux groupés autour du châtelain.

Elle lui fit signe d'écouter le bruit des vagues qui se brisaient sur la côte avec une fureur croissante, et secoua la tête en riant.

— Elle est aux bris? dit Joscius.

La jeune fille fit un geste affirmatif.

— La nuit promet d'être fertile; j'aurais dû penser que la Lovrès (2) ne la passerait pas sous son toit, dit l'amiral, par forme de réflexion. Mais toi, Mary-Morgan, comment n'est-tu pas au bris?

Elle leva les épaules avec un air d'indifférence.

— Tu n'en as pas besoin, dis-tu?

(1) Sirène.

(2) Ladresse, ou femme de caqueux.

Il porta les yeux tour à tour de la jeune fille à l'intérieur de la cabane qui annonçait le plus absolu dénûment.

— Mais non, il ne te manque rien, puisque tu n'as aucun désir que tu ne puisses satisfaire, heureuse, innocente enfant!

A cette réflexion, son front se couvrit d'un nuage, il fit un signe d'adieu à la jeune fille et sortit lentement en se dirigeant vers la mer. Mary-Morgan le suivit, et remarquant la tristesse empreinte sur ses traits, comme le chien caressant qui joue autour de son maître, elle courut vive et folâtre à ses côtés en déployant, pour attirer son attention, l'agilité du jeune faon qui bondit dans une clairière, et les grâces naïves de l'enfant à qui nulle voix flatteuse n'a révélé le prix des séductions qu'elle prodigue.

Joscius, cédant malgré lui au charme irrésistible de cette attrayante créature, oubliait en la regardant sa soucieuse préoccupation, quand le bruit sourd du canon qui retentit vers le Raz lui rappela qu'un navire était en danger.

VII.

Pendant que Joscius, pressé par le canon d'alarme, lugubre appel qui résonnait dans la tempête comme une dernière lamentation, se rendait à la côte suivi de Mary-Morgan, je donnerai quelques détails nécessaires sur la race malheureuse dont cette jeune fille était issue.

Suivant l'opinion générale, les Cacous étaient les descendans des Juifs échappés aux proscriptions ; ils passaient pour être ladres, c'est pourquoi on les appelait Caqueux, en breton Cacous. Leur habitation se nommait Clandy, Ladrerie. A l'époque où se passe notre récit, le préjugé qui pesait sur ces misérables était encore dans toute sa force, bien long-temps après que la cause n'en existait plus; car à de très-rares exceptions, les Cacous, dont chaque ville, chaque bourg, chaque paroisse avait au moins une famille, n'étaient ni ladres ni Juifs. Une ordonnance de 1447 leur enjoignait de porter une marque de drap rouge sur leurs vêtemens afin qu'on pût les reconnaître partout et éviter leur approche. Toute autre profession que celle de cordier leur était interdite : ils devaient se tenir à la porte des églises, habiter dans des endroits écartés, s'éloigner des processions, assemblées et réunions de toute espèce ; enfin, ils ne pouvaient contracter d'alliances qu'entre eux. Ainsi se perpétuait, en dépit du bon sens, de la justice et de l'humanité, cette race dégradée héritant de toutes les infirmités, de tous les vices de ses pères, et destinée à en subir la misère, la honte, l'abjection.

Mary-Morgan, fille d'une ladresse qu'on appelait la Lovrès — comme si, indigne d'un nom quelconque, elle ne devait être connue que par un terme générique — reléguée à la pointe de ce promontoire désert, condamnée par la nature au silence, par sa naissance à l'isolement, avait contracté dans cette exclusion complète les habitudes et les goûts de la vie sauvage. Néanmoins tout annonçait qu'il ne manquait que la culture à son âme pour que ses qualités morales fussent égales à sa beauté.

Élevée au bord de la mer où elle trouvait sa nourriture, à l'âge où l'ignorance enfante la témérité, elle s'était familiarisée avec cet élément terrible, elle se l'était approprié, comme si la nature l'eût destinée à y vivre. De là venait le nom de Mary-Morgan ou Sirène, qu'elle avait reçu des marins. Souvent on la voyait au plus fort de la tourmente, ses longs cheveux noirs flottant sur les flots derrière elle, paraître à côté d'un navire, se jouer autour sans aucun effort apparent, plonger, s'évanouir et se montrer de nouveau; puis, s'élançant dans le redoutable passage, agile comme les dauphins qui courent à la surface de l'onde, elle tournait la tête et faisait signe aux navigateurs de la suivre, les laissant douter si elle était un bon génie accordé à leurs prières pour les guider dans le Raz, ou l'un de ces monstres marins dont on faisait alors de si effrayans récits.

Un bruit étrange s'était répandu depuis peu parmi les pêcheurs et les pilotes de la côte. On disait avoir vu Mary-Morgan avec une autre Sirène, qu'on n'avait pû distinguer, parce qu'elle évitait de se laisser approcher. Cette compagne de Mary-Morgan passait pour être malfaisante. On ajoutait qu'elle faisait sombrer les embarcations légères pour s'emparer des marins qui les montaient, tandis que la jeune fille se plaisait au contraire à signaler aux navigateurs les dangers cachés et secourait les naufragés.

Lorsque Joscius arriva sur le Beg-ar-Raz, d'épaisses ténèbres couvraient la terre. Les flots mugissans se heurtaient avec fureur sur le rocher énorme qui forme la tête du détroit. Les roches isolées, sinistres agens de destruction, qui s'étendent au loin devant lui, invisibles dans les ténèbres, étaient signalées par le bruit éclatant des vagues qui se brisaient à l'entour. L'œil exercé de l'amiral découvrit *la Sainte-Ursule*, à la clarté fugitive voltigeant comme un feu follet sur la mer, dont le léger navire paraissait être le jouet. Cependant, la distance où il se tenait de la côte, malgré le vent et les courans qui l'y poussaient, permettait de croire que l'équipage ne s'était pas abandonné et luttait avec désespoir contre les élémens furieux.

Je n'essaierai pas de rendre la scène majestueuse et terrible qui se passait en ce moment : une peinture semblable échappe à la description. Ceux de mes lecteurs qui ont assisté à quelque imposante tempête, ceux surtout qui l'auraient vue sur le Raz, pourront seuls s'en faire une idée : les autres évoqueraient vainement les plus sombres couleurs et les plus magnifiques effets, leur imagination resterait encore au-dessous de la vérité. Je l'ai dit, l'obscurité était complète.

Le vent soufflait par rafales avec une telle violence que Joscius, pour n'être pas renversé, fut contraint d'entourer son bras au poteau d'un gibet élevé dans cet endroit pour le supplice des criminels condamnés à sa justice. Les vagues se brisaient au pied du rocher avec un fracas comparable à celui de cent canons : furieuses de l'obstacle qu'elles trouvaient sur les flancs immuables du granit, elles montaient jusqu'au sommet du Beg-ar-Raz qu'elles couvraient de flocons d'écume témoins de leur furieuse ardeur, comme un généreux coursier, lancé au galop sur une lice, blanchit son frein et jette au loin sa bave brûlante dans les efforts qu'il déploie pour devancer ses rivaux.

Cependant le navire était parvenu à la hauteur de la Platte ; la partie la plus dangereuse du détroit était passée ; si le pilote heureux qui tenait le gouvernail parvenait à doubler la pointe avec un égal bonheur, il n'aurait plus qu'à éviter les écueils du grand Stevenet pour sortir sain et sauf du Raz, malgré le vent et les flots conjurés pour l'abîmer.

Immobile comme si sa vie eût dépendu de l'évènement qu'il redoutait, l'amiral, animé de sentimens qu'il n'est donné de ressentir qu'au marin qui s'est trouvé en proie aux mêmes périls, dont il comprend toute l'horreur, tenait ses regards attachés sur la lueur incertaine du fanal de *la Sainte-Ursule*, tremblant quand il la savait dans un endroit dangereux et ne respirant qu'après qu'il l'en voyait sortie. Enfin l'espoir succédait à son anxiété; il croyait le navire tiré des plus grands périls, lorsqu'il le vit quitter brusquement le chenal et se jeter à la côte. Un cri lui échappa, il éleva sa forte voix habituée au commandement et tenta de faire entendre à l'équipage un seul mot qui l'eût sauvé. Mais comment un son humain eût-il dominé l'éclatante menace des flots et des vents courroucés. Joscius, comprenant l'inutilité de toute tentative nouvelle, oppressé par une indicible angoisse, espérait encore voir le navire changer de route, quand chaque instant le rapprochait de la côte, où l'attendait l'inévitable catastrophe, avec la vitesse fatale qu'on met à courir à la mort quand la destinée y entraîne. Il n'était plus qu'à une portée de trait des rochers aigus qui semblaient redresser leurs têtes en le voyant arriver; l'amiral, qui mesurait du regard la place où le navire devait toucher pour s'engloutir, aperçut au pied du Beg-ar-Raz, sur la grève de la baie des Trépassés, une lumière qui oscillait comme l'eût fait celle d'un vaisseau balancé par la tourmente. Il y fut trompé d'abord, il crut que d'autres malheureux précédaient sur les brisans ceux à qui il s'intéressait : mais son erreur fut courte, car la côte lui était trop parfaitement connue pour qu'il pût long-temps s'y méprendre.

Un soupçon affreux lui vint à l'esprit : aussitôt, sans calculer le danger, malgré le vent, la pluie et les ténèbres, Joscius se précipita du haut du rocher et parvint au bas de cette pente rapide en moins de temps que ne l'eût fait un chamois fuyant le chasseur. Là, il fut témoin d'une scène qui demanderait le pinceau d'un peintre habile pour être rendue fidèlement. Le long de la baie, une vieille femme chassait devant elle une vache empêtrée qui avait une lanterne attachée à ses cornes. La marche pénible de l'animal, qui levait et baissait la tête à chaque pas, imitait parfaitement celle d'un navire dans une grosse mer. Le pilote de la *Sainte-Ursule*, trompé par ce faux signal, croyant qu'un autre le précédait, avait changé de route pour se mettre à sa suite. Il n'avait pas tardé sans doute à reconnaître son erreur, mais rien désormais ne pouvait la réparer. Joscius le comprit ainsi, car il demeura immobile au bas du rocher, dans l'attente de la catastrophe.

La vieille continuait de pousser sa vache en débitant d'une voix rauque et accentuée une invocation sauvage au génie de la tempête. Chaque strophe se terminait par l'expression énergique : Dent eo gracz doué davedomp. Derrière elle, un groupe d'hommes et de femmes, l'œil animé, le cou tendu vers la mer, marchait silencieusement en récitant un rosaire pour le succès de cette détestable ruse, digne des démons qui hantaient, selon les croyances populaires, les côtes de la terre de Cleden. Le bruit des flots qui mugissaient à leurs pieds et les inondaient d'écume, les torrens de pluie, les rafales impérieuses du vent qui menaçait à chaque instant de les entraîner avec lui, rien ne les intimidait : saisis d'une ardeur comparable à celle du chasseur qui poursuit une bête fauve, ils s'exposaient à la fureur des élémens et n'éprouvaient aucune terreur devant elle, car ils les croyaient leurs complices : ils eussent bravé tous les dangers pour se saisir de leur proie.

Autour de ce groupe sinistre, bizarrement éclairé par les reflets de la lanterne, et ressemblant à une assemblée de sorciers réunis pour leurs maléfices, on apercevait Mary-Morgan voltiger comme l'ombre légère d'une fée. Parfois, prenant un air grave, elle imitait spirituellement les gestes et la marche de sa mère, qui remplissait en sa qualité de Lovrès le principal rôle de cette scène, car on croyait que les femmes de cette race avaient un pouvoir spécial pour amener les naufrages et l'on oubliait devant un tel intérêt l'exclusion qui pesait sur elles.

Tout familier qu'était Joscius aux usages barbares que ses ancêtres avaient contribué à établir sur cette côte, il ne put réprimer un mouvement d'horreur à la vue de ces misérables, attirés par l'espérance d'un sinistre comme les corbeaux et les loups qui sentent au loin la chair morte ; oubliant, dans leur avidité brutale, le destin funeste de ceux dont ils voulaient disputer quelques honteuses dépouilles aux vagues, et mettant le ciel de complicité dans leur crime.

Cependant le fanal de la *Sainte-Ursule* ne se montrait plus : tout annonçait qu'il était éteint dans les flots. Les pensées de Joscius, distraites par cet évènement, reprenaient leur cours habituel. Adossé à un rocher, les bras croisés sur sa poitrine, oubliant l'ouragan qui soufflait sur lui, il regardait machinalement les collines mouvantes de l'océan bouleversé, d'où il sortait parfois des lueurs phosphoriques causées par le choc des vagues, comme si les cailloux, soulevés du fond des abîmes, se heurtant dans ces nappes d'eau animées, eussent lancé mille étincelles: il songeait que les marins qui, l'instant passé, luttaient avec désespoir contre un destin inévitable, insensibles et froids désormais, reposaient aux bras de la mort. Il se demandait, dans l'amertume de ses pensées, si leur sort, qui l'avait si fortement intéressé tout à l'heure, n'était pas préférable à celui de tant d'êtres déshérités, en proie sur la terre à d'innombrables misères! Un gémissement douloureux exhalé à deux pas de lui servit d'écho à ces sombres méditations. Du milieu d'une vague énorme sortait Mary-Morgan, tirant après soi un homme qu'elle déposa sur le sable. Animée d'un zèle charitable, la jeune fille, pleine d'attention pour le naufragé qu'elle avait secouru au péril de ses jours, arrangea doucement ses membres inanimés et les étendit avec l'art d'une docte matrone ; puis, rejetant en arrière ses longs cheveux d'où l'eau ruisselait sur son corps, elle s'accroupit à côté du naufragé et lui frappa dans les mains pour le rappeler à la vie ; mais ses soins n'étant pas couronnés de succès au gré de son impatience, telle qu'un enfant capricieux qui repousse un instant après ce qui l'intéressait d'abord, elle laissa tomber à terre la tête du malheureux qu'elle tenait sur ses genoux, et sans plus s'en inquiéter, montrant une indifférence qu'on n'eût pas attendue après sa sollicitude, elle s'éloigna en sautant, puis s'élança et disparut dans la mer.

A peine était-elle partie que la Lovrès, errant sur le rivage à la recherche des bris, s'approcha du naufragé. Elle s'arrêta devant lui et le retourna du pied, examinant ses vêtemens à la lueur de la lanterne dont elle avait eu la précaution de se munir. Ils n'étaient pas de nature à exciter la convoitise. Craignant de perdre un meilleur butin, elle allait passer outre sans daigner le dépouiller, quand elle aperçut quelque chose qui brillait sur sa poitrine ; elle se baissa avidement, écarta son pourpoint et trouva une belle chaîne d'argent ornée d'un sifflet semblable.

— Dieu bénisse celui qui m'étrenne! s'écria-t-elle dévotement. Brave homme! il a eu l'attention d'arriver jusqu'à la côte. C'eût été grand dommage que son corps fût resté à fond. Il sera mis en terre sainte.

En parlant ainsi, elle leva la tête du naufragé pour lui arracher sa chaîne ; ce mouvement brusque le rappela à la vie, il ouvrit les yeux et porta les bras en avant.

— Il vit, le diable l'étrangle! grogna la

Lovrès, sans se dessaisir de la chaîne : un beau bijou et d'un bon poids, continua-t-elle en la soupesant dans sa main ; j'ai toujours de pareilles chances ! Allez donc brûler votre suif en signaux, invoquer tous les esprits au grand péril de votre âme, et passer la nuit dehors par un temps où le chien d'un pauvre ne mettrait pas le bout de son museau à l'air, pour s'en retourner les poches vides ! — Oui, geins et tords-toi sur le sable ! Ne faudrait-il pas peut-être l'aider à dégorger son eau !... La vie est si belle, ma foi, pour y revenir quand une fois on l'a quittée..... Pauvre insensé, il ne sait guère ce qu'il lui faut !... — S'il mourait à présent, il ne sentirait point de mal ; toutes ses misères seraient finies ; il a eu le temps de prendre soin de son âme, il ira tout droit au ciel.... et moi je garderai la chaîne, un joli morceau d'orfèvrerie..... Qui sait à quelles dures épreuves il serait condamné sur terre !

Cette conclusion faisant taire ses derniers scrupules, la 'Lovrès, cédant à un instinct farouche, ramassa un caillou pour briser la tête du marin. Joscius l'avait devinée, il lui arrêta le bras. L'apparition de l'amiral, qui la surprenait sur le point de commettre un meurtre, ne lui causa aucun effroi. L'atroce coutume d'assommer les naufragés, pour s'emparer de leurs dépouilles, s'exerçait à la face du ciel, sans défiance et sans remords; si bien qu'il arrivait, par une étrange anomalie, que celui même qui, le matin, partageait avec le malheureux arrêté devant sa porte son dernier morceau de pain, assommait froidement, le soir, le marin jeté sur la côte par une permission divine. C'était leur droit, pensaient-ils; le droit encore justifie tout.

— Lovrès, dit Joscius sévèrement, n'as-tu

pas honte de tuer cet homme, quand la charité te commande de le secourir?

— Bonté divine! dans quel temps vivons-nous? s'écria la vieille en croisant les mains d'un air de consternation; est-ce bien lui qui parle ainsi? le descendant de Cap Sizun! l'héritier de l'Ar-Moric'h!.. Puisse la prédiction de la magicienne du nord ne pas s'accomplir prochainement!.. mais, en vérité, je crains tout..... car il n'est plus de sa race.

A ces mots, la figure de Joscius se contracta douloureusement; craignant que la Lovrès ne remarquât son émotion, il lui fit signe de s'éloigner. Celle-ci regarda l'objet de sa convoitise d'un air de regret amer, et, n'osant pas désobéir à Joscius, elle se retira à pas lents; mais l'effort qu'elle faisait pour abandonner sa proie dominait encore la crainte que lui inspirait son maître: elle s'arrêta à quelques pas, comme le chien qu'on chasse d'un endroit où son appétit le ramène.

— Mon bon seigneur, pourquoi priver une pauvre femme de son bien? dit-elle en se lamentant; je n'ai ni champs ni terres pour soutenir ma pauvre vie, laissez-moi profiter des bénédictions du bon Dieu ! les naufrages deviennent bien rares au gré de nos humbles désirs; ce navire eût passé comme un coup du sort devant nous sans mes prières aux bons esprits... Après qu'ils les ont exaucées, est-il juste que je n'aie rien ? Demain vos gens vont recueillir tout le fruit de la marée, vous aurez des trésors et de bon bien, laissez-moi ma petite part... un épi pour la glaneuse ne perdra pas votre moisson... Monseigneur, enfin c'est justice, monseigneur, vous le savez : *giz hon re goz voa.* C'est la coutume de nos ancêtres, ajouta-t-elle avec emphase comme un argument sans réplique.

Pendant qu'elle parlait, l'amiral avait donné les premiers soins au naufragé. Soit qu'il fût touché des doléances de la Lovrès ou que ce dernier moyen eût obtenu le succès qu'elle en espérait— car en Bretagne, la coutume est plus respectée que la loi—il lui jeta une pièce d'or pour la dédommager du butin qu'elle perdait.

— Dieu vous bénisse et vous le rende, dit la vieille en se signant : mais doux Jésus! que faites vous ? Laissez là cet homme maudit ! Ne savez-vous pas que celui qui tire de l'eau un naufragé en porte la peine tôt ou tard ?

— Alors prie donc pour ta fille, car c'est elle qui l'a déposé ici.

— La petite ne sait ce qu'elle fait, pauvre innocente ! elle l'a sauvé sans savoir.... Oh ! laissez-le, monseigneur, ou malheur vous arrivera.

Joscius connaissait ce préjugé cruel, inventé sans doute pour favoriser le pillage, mais il était trop éclairé pour le partager ou pour en être effrayé. Celle-ci, voyant qu'il méprisait ses avis et entendant sur la plage des cris qui annonçaient une bonne moisson à la baie des Trépassés, telle qu'un limier en retard lorsqu'on sonne le hallali, oublia tout pour courir à la curée.

— La Lovrès à raison, malheur à celui qui secourt un naufragé ! il contrarie les desseins de Dieu, dit la voix rauque de Becq-Meilh, arrivé sur ces entrefaites.

— Cruel, ne vois-tu pas qu'il revient à la vie? répondit Joscius indigné; regarde sa jeunesse, sa figure franche et ouverte, ses membres souples et nerveux; et si ton cœur reste fermé à tous sentimens humains, respecte au moins ce que les flots ont épargné.

— Ainsi parla Guer-Bihan, le second fils du North-Man, lorsqu'il tira de la mer le jeune Allan le fauconnier : trois ans après, jour pour jour, celui qu'il avait sauvé le poignarda dans son lit.

— Tel était l'arrêt du destin, il n'appartenait pas à Guer-Bihan de l'éviter. Dieu nous accorde le présent, il s'est réservé l'avenir; la vie de l'homme n'est qu'une succession de jours dont le dernier le surprend sans lendemain. Que sert de fouiller l'espace au-delà de notre horizon ? Le ciel a permis que ce marin, seul échappé au naufrage, fût déposé à mes pieds : si j'en crois les chants prophétiques des bardes, désormais un lien mystérieux unira nos destinées : sa vie pourra s'élever comme un obstacle à la mienne, mais qui peut prévoir sur quelle pierre il trébuchera dans sa route ? Becq-Meilh, oublie tes terreurs, achève ce que j'ai commencé; le château de l'Ar-Moric'h doit être l'asile des marins : que celui-ci bénisse le sort qui l'a conduit sur mes domaines !

Il s'approcha du sénéchal, qui regardait le naufragé d'un œil farouche, et reprit d'une voix agitée.

— Becq-Meilh, j'ai résolu de partir cette nuit.

— Monseigneur, est-ce possible ? s'écria Becq-Meilh, confondu.

— Je l'ai résolu, te dis-je.

Le sénéchal baissa la tête, une pénible émotion se peignit sur ses traits.

— Demain tu enverras cinquante hommes d'armes choisis me rejoindre à Quimper.

— Où donc allez-vous ?

— Où l'honneur appelle tous les vrais Bretons, auprès d'Anne notre duchesse.

— Un temps fut que les descendans du North-Man neconnaissaient d'autre bannière que la leur, dit Becq-Meilh en soupirant : fasse le ciel que les Bretons n'expriment pas le même regret avant peu !

— C'est pour y mettre obstacle que tous les bras doivent s'armer. Becq-Meilh, adieu, dit-il, en serrant par un mouvement convulsif la main de son serviteur.

— Monseigneur ! monseigneur ! la nuit sera bientôt passée, pourquoi ne pas remettre ce départ à demain?.. Vous avez promis une réponse au message des envoyés..

— Je la donnerai à leurs maîtres.

— Vos hôtes auront droit de se plaindre d'un manque d'égards sans exemple... Et les Plouhinec... après la scène de ce soir, ah ! ces gens-là triompheront.

— Eh ! quoi, douteraient-ils encore? que faut-il pour les persuader ?

— L'évidence. L'espoir suit le patient jusqu'au pied du gibet.

— Là il s'éteint avec la vie, repartit Joscius d'un ton bref.

Le sénéchal secoua la tête en levant les yeux au ciel.

— Mes pressentimens étaient vrais, rien n'est changé, murmura-t-il.

Joscius retira sa main que Becq-Meilh avait gardée.

— Laisse-moi, dit-il, le temps s'écoule, je veux partir.

—Monseigneur, madame Manfa est avertie ?

Joscius ne répondit pas.

— Votre départ subit l'affectera douloureusement ; que répondrai-je à ses demandes, à ses larmes ?

— Eh ! si je le savais, partirais-je sans la voir ? repartit brusquement Joscius ; adieu, je reviendrai quand il sera temps.

En achevant, il s'éloigna à grands pas et

disparut bientôt aux yeux du sénéchal qui le regardait avec une vive émotion.

Cependant le naufragé, en recouvrant ses esprits, n'avait eu besoin pour être parfaitement remis, que d'essuyer le sable qui lui couvrait le visage. Voyant Becq-Meilh près de lui, il lui prit la main qu'il serra avec effusion.

— Ohé! je l'ai parée belle! du diable si je croyais remettre les pieds à terre! Après saint Hervé, mon patron, c'est vous, l'ami, que je dois en remercier; quand vous m'avez croché, je coulais comme un plomb de sonde.

— N'êtes-vous pas blessé? demanda Becq-Meilh.

— J'ai les côtes un peu meurtries et un lest d'eau dans mes soutes; mais la charpente est solide et prête à reprendre la mer sans avoir besoin de radoub. — Voulez-vous m'aider à me mettre sur les pieds ?

Le sénéchal ayant fait ce qui lui était demandé, Hervé — je ne doute pas que le lecteur n'ait déjà reconnu le captif de la *Sainte-Ursule*, — porta les yeux sur la mer.

— Sacrédié! cette tempête-là peut compter! le moyen qu'un navire résiste à des coups de mer de la sorte quand il navigue si près des côtes! Je me doutais que ça finirait ainsi. A propos, l'ami, en quels parages suis-je échoué?

— C'est une question singulière de la part d'un homme qui porte le sifflet de maître, repartit Becq-Meilh d'un ton d'étonnement sévère.

Le jeune marin regarda alors plus attentivement celui qu'il croyait son sauveur, et, malgré l'obscurité, il en distingua assez pour reconnaître qu'il parlait à un homme d'un rang élevé.

— A coup sûr votre seigneurie excusera mon ignorance, si elle veut regarder les bracelets que je porte aux jambes. Ce n'est pas à fond de cale qu'on peut observer la route.

— Eh! quoi, vous avez des fers, dit Becq-Meilh avec surprise; étiez-vous donc tombé au pouvoir des pirates?

— Non pas, mais guère mieux ne vaut; j'étais prisonnier des Anglais.—Par le bienheureux Saint-Martin (1)! ces deux gros ivrognes de maîtres ont dû faire une laide grimace en avalant l'eau salée.

— Prisonnier des Anglais! cela ne peut être, s'écria Becq-Meilh d'un ton d'incrédulité; nous sommes en paix avec eux, et, cer-

(1) Saint-Martin de Vertou planta la vigne en Bretagne. Les buveurs lui vouaient un culte tout particulier,

tes, ils n'auraient pas l'audace d'insulter notre pavillon ; ceci mérite explication. Mais surtout, jeune homme, soyez vrai, car il n'est pas facile ni prudent de m'en imposer.

— Je ne suis point habitué à recourir au mensonge pour excuser mes actions, repartit Hervé avec une nuance de fierté; à tout autre qu'à mon sauveur je pourrais contester le droit de m'interroger ; mais avec vous je veux bannir toute réserve.

Alors il raconta succintement à Becq-Meilh sa tentative sur la frégate, et ajouta en terminant :

— Les dignes maîtres n'ayant pas jugé à propos de me dire quel rumb de vent ils ont suivi, il n'est pas surprenant qu'après vingt-quatre heures de route je ne sache pas sur quelle côte le ciel m'a jeté. Votre seigneurie voudra-t-elle bien me l'apprendre?

En l'écoutant, le sénéchal, immobile devant lui, l'examinait attentivement, et, chose étrange, il paraissait moins s'occuper du récit du jeune marin que de l'apparence de santé, de force et d'audace que son extérieur annonçait. Au lieu de lui répondre, il resta un moment les bras croisés, le regard fixe, dans une agitation trahissant un trouble violent, puis, s'approchant du marin, il lui demanda brusquement :

— Êtes-vous Breton ?

— Oui, grâce à Dieu.

— Ainsi, vous ignorez en quel endroit vous êtes ?

— Je vous supplie de me l'apprendre.

— Vous le saurez demain, repartit Becq-Meilh en affectant un air enjoué ; en qualité de maître, vous devez connaître les côtes, je veux vous donner l'occasion de montrer votre savoir.

— Puisque votre seigneurie veut me soumettre à cette épreuve, elle verra que je pourrais naviguer sans le secours d'un pilote. Depuis le golfe de Gibraltar jusqu'en Flandre, il n'est pas de passes où je n'aie jeté la sonde.

—Tout en causant, j'oublie que vous sortez de l'eau; suivez-moi, jeune maître, je vais vous procurer ce dont vous avez le plus besoin à présent, un souper au coin du feu.

— Votre seigneurie voudra bien se rappeler que je porte une chaussure peu convenable pour la marche. S'il faut aller loin pour arriver au souper, j'aurai plutôt fait d'attendre ici qu'on me l'apporte.

— Ah ! vos maudits fers ! il faut bien pourtant que vous veniez avec moi. Sont-ils épais? ne pourrait-on pas les briser ? dit-il en les examinant. Asseyez-vous, je vais vous en délivrer.

En effet, avec la pointe de sa dague, il fit

jouer un ressort qui rendit à Hervé le libre usage de ses jambes. Celui-ci, dans la joie qu'il éprouva d'être débarrassé de ces lourdes entraves, témoigna de nouveau sa reconnaissance à Becq-Meilh qui, sans rien répondre, lui fit signe de l'accompagner.

La tempête était un peu amortie, la pluie avait cessé, mais le vent soufflait encore avec impétuosité, et l'obscurité était toujours aussi intense. Au lieu d'aller directement au château, le sénéchal traversa la grève de la baie des Trépassés et s'avança vers Transmeur. Tout annonçait à Hervé que le lieu où il se trouvait était inculte et désert ; il ne cessait de fouler le sable mouillé que pour trouver des rochers ou des bruyères. Cependant il se convainquit bientôt qu'il n'était pas seul sur la côte avec son guide comme il l'avait cru d'abord. Cette solitude sauvage était animée. De toutes parts résonnaient des cris indistincts apportés par l'ouragan. A chaque moment des ombres naissaient auprès d'eux, d'autres croisaient leur route et les effleuraient en passant. Du reste, la nuit était si profonde que l'œil inquiet voulait en vain la fouiller, et le bruit des vagues si violent qu'aucun son étranger n'arrivait distinctement. L'effroi pénétra le cœur intrépide du marin, il savait que les démons sortaient de leurs retraites à l'approche de la tempête, et qu'ils choisissaient ce moment pour accomplir leurs œuvres impies. Il crut en être entouré. Il éprouvait un vertige comparable à celui d'un homme qui marcherait les yeux bandés sur le bord d'un précipice parmi des spectres et des lutins. La présence de son compagnon, qui aurait dû le rassurer, devint même pour lui un nouveau sujet de crainte. Le silence qu'il gardait, ses vêtemens sombres qui se confondaient à la nuit, la rapidité de sa course au milieu des difficultés du chemin, l'indifférence avec laquelle il passait auprès des êtres fantastiques qui causaient l'effroi d'Hervé, tout en lui semblait si étrange, que le jeune marin craignait d'être victime de ces démons perfides qui s'offraient pour guides aux voyageurs égarés afin d'assurer mieux leur perte. Cependant la prière et la réflexion firent bientôt cesser ses alarmes. Ne recevant aucun mal des ombres qui l'entouraient, il finit par s'habituer à les voir, et ne les trouva plus aussi redoutable. Alors il chercha à les distinguer. Elles avaient toutes la forme d'hommes et de femmes. Il remarqua que les unes, celles qui venaient de l'intérieur et se rendaient à la côte, passaient avec rapidité ; tandis que celles qui allaient en sens contraire marchaient lentement comme si elles eussent été chargées. Il n'en fallut pas davantage pour lui rendre une entière sérénité, et, se rapprochant de son guide :

— En attendant que le jour me permette de m'orienter, j'ai déjà fait une découverte, dit-il avec bonne humeur ; votre seigneurie conviendra j'espère que je connais mon métier : nous sommes sur la côte de Bretagne.

— Qui vous le fait croire ? demanda Becq-Meilh d'un ton sec.

— C'est que par une nuit pareille, à moins qu'on n'ait le diable au corps et qu'on ne coure le garou, il n'y a que l'espoir des bris qui peut attirer tant de chrétiens hors de chez eux. Tenez, les voyez-vous courir ? Allez, compères, ramassez tout, c'est du butin de l'ennemi.

— Ce pays n'est pas soumis à la police des lois rhodiennes qui sont en vigueur dans beaucoup d'autres contrées, repartit le sénéchal sans répondre directement ; il serait difficile d'appliquer ici le précepte : *Qui ex naufragiis aliquid capit quadruplum restituet* (1). Regardez à vos pieds, suivez-moi avec précaution.

En disant ces mots, le sénéchal pénétra parmi un amas de rochers à moitié baignés dans la mer, et, soutenant Hervé chaque fois que le passage présentait des difficultés, il le conduisit à l'entrée d'une caverne, dont l'orifice très-étroit l'obligea à ramper sur les genoux pour y entrer. Avant de l'imiter, Hervé, surpris à juste titre, montra quelque hésitation; il se demanda où on voulait le conduire, mais, rougissant aussitôt de cette défiance injurieuse contre un homme qui l'avait sauvé, il prit bravement son parti et pénétra dans la grotte. Comme il restait accroupi, Becq-Meilh lui dit qu'il pouvait se relever.

(1) Celui qui ravit quelque chose d'un naufrage restituera le quadruple.

VIII.

Hervé, avant de se lever, porta les mains en avant et n'osa redresser la tête qu'après s'être assuré qu'il ne courait aucun risque. L'obscurité la plus absolue l'entourait ; il demeura debout, sans changer de place, attendant avec une grande impatience qu'il plût à son guide de le tirer de cette position gênante. Elle ne dura pas long-temps; une vive lumière éclaira tout-à-coup la grotte dont la hauteur et l'étendue l'étonnèrent, car elle s'élevait à plus de trois toises du sol, et s'étendait aussi loin que la vue pouvait percer.

Son guide s'était servi d'une composition chimique préparée sans doute à l'avance pour se procurer du feu. Il prit dans un coin une lanterne et, l'ayant allumée, il se tourna vers Hervé. La figure sombre et réservée de Becq-Meilh, sa haute stature, son extérieur grave et austère, causèrent au marin une sorte de crainte respectueuse. Malgré l'étonnement que tout lui faisait éprouver, il n'osa pas l'interroger, et suivit son guide silencieux à travers le souterrain qui se prolongeait indéfiniment devant eux. Un sable fin et sec tapissait le sol; les murailles, qui tantôt s'élargissaient et tantôt se rétrécissaient tellement qu'on les aurait crues réunies, portaient presque partout les traces du ciseau. De distance en distance, d'énormes anneaux de fer étaient scellés dans le roc, des chaînes rouillées pendaient après. Hervé pensa en frissonnant qu'elles avaient dû servir au supplice de malheureux renfermés dans ce souterrain, mais il reconnut plus tard qu'elles étaient destinées au même usage que celles qu'on tendait à cette époque sur les rivières et jusque dans les rues des villes, par précaution contre une surprise.

Après un quart d'heure de marche, Becq-Meilh tourna brusquement derrière un angle de rocher. Avant qu'Hervé l'eût rejoint, une porte, que l'examen le plus attentif n'eût pas laissé découvrir, était ouverte au bas d'un escalier tournant. Sans donner au marin le temps d'examiner les lieux, le sénéchal l'invita à passer devant et tira la porte qui se ferma sans bruit. Après avoir gravi un assez grand nombre de marches, ils se trouvèrent dans une salle voûtée. Becq-Meilh dit à Hervé de l'attendre un moment. Il lui laissa la lanterne et avança vers une fenêtre que le marin ne voyait pas de sa place. L'ayant ouverte, il plongea les yeux dans la cour sombre du château. Toutes les lumières étaient éteintes : on n'entendait plus aucun bruit. Il paraissait que les hôtes et les varlets prenaient un repos nécessaire après l'orgie de la soirée.

Becq-Meilh rejoignit Hervé. Après avoir traversé plusieurs salles désertes, semblables à celle qu'ils quittaient; ils arrivèrent au pied d'un large escalier éclairé par une lampe d'argent.

L'étonnement d'Hervé allait toujours croissant; il avait besoin de se répéter qu'il était bien éveillé pour croire qu'il ne dormait pas, et parfois il craignait encore d'être tombé au pouvoir des mauvais esprits. Néanmoins il suivit Becq-Meilh et entra sur ses pas dans une vaste chambre circulaire, dont la chaude température, en lui rappelant ses besoins, lui fit promptement oublier ses alarmes et son étonnement.

— Enfin, nous voici rendus, dit le sénéchal qui ouvrait la bouche pour la première fois depuis leur entrée dans la grotte; vous êtes surpris peut-être que je vous aie fait prendre un chemin souterrain pour entrer dans ce château, mais l'heure du carfou (1) est passée, et nous aurions eu le temps de nous morfondre dehors avant qu'on nous ouvrît les portes.

Cette application parut très-juste à Hervé, qui s'était assis au coin de la cheminée et s'appliquait alors à rapprocher les tisons;

(1) Couvre-feu, courfeu. On disait aussi chasse-ribauds.

occupation dont le charme ne peut être bien apprécié que par celui qui grelotte dans des vêtemens imbibés d'eau.

Le sénéchal s'étant absenté un moment, apporta un habit complet de marin, qu'il invita Hervé à prendre en échange du sien. Le jeune maître, confondu des attentions que lui marquait un homme d'un rang si supérieur, ouvrait la bouche pour exprimer sa gratitude, quand Becq-Meilh, entendant marcher dans le corridor, d'un geste lui imposa silence et s'avança à la hâte au-devant de l'arrivant.

C'était un vieil écuyer qui remplissait l'office de chambrelain auprès de la dame du château. Il portait à la main une coupe d'or et une amphore de même métal, contenant l'hypocras que les gens de qualité avaient coutume, à cette époque, de prendre en se mettant au lit.

— Dieu vous garde, messire Becq-Meilh; la dame, notre maîtresse, a demandé son hypocras, voulez-vous le lui présenter ?

Becq-Meilh prit le vase et la coupe des mains du vieux serviteur, et s'avança avec lui vers la chambre de la châtelaine. Avant d'ouvrir il s'arrêta.

— Monseigneur est parti ? dit-il.

— En vérité ; n'est-ce pas une chose bien étrange ?...

— Madame n'en sait rien ?

— Elle paraît l'ignorer.

— C'est bien, allons.

Le chambrelain ouvrit la porte ; pendant qu'il tournait le dos, Becq-Meilh versa dans l'hypocras quelques gouttes d'une liqueur rouge, contenue dans un très-petit flacon d'argent qu'il tenait caché dans son sein.

Becq-Meilh trouva la châtelaine entourée de ses femmes qui préparaient sa toilette de nuit. L'œil fixe et les joues animées, elle écoutait sans l'entendre la pieuse lecture que lui faisait l'une d'elles, dans la légende des saints bretons. L'entrée de Becq-Meilh interrompit sa rêverie.

— Je vous attends, Becq-Meilh. Étiez-vous à la côte? dit-elle.

— J'en arrive, madame, répondit-il d'une voix creuse, sans lever les yeux sur elle.

— Monseigneur était avec vous?

— Il y était, répondit-il du même ton.

— On m'a dit qu'un navire a péri dans le Raz.

— Péri corps et biens, madame.

— Quoi, tout l'équipage....

— Est noyé.

En disant ces mots, il présenta d'une main tremblante à la châtelaine la coupe d'hypocras. Un feu sombre brillait dans ses yeux; ses traits blafards avaient une expression sinistre.

— Mon Dieu! qu'avez-vous, Becq-Meilh? dit la jeune femme étonnée.

— Moi, madame... je n'ai rien, répondit-il en grimaçant un sourire.

— Pourtant vous tremblez bien fort.

— J'ai froid; mes habits sont mouillés.

— En ce cas, donnez vite, que je ne vous retienne plus, dit Manfa avec bonté.

Elle prit la coupe et la vida à moitié. Becq-Meilh, debout devant elle, frémissait de tous ses membres; lorsqu'elle lui rendit la coupe, il mesura d'un coup-d'œil ce que la châtelaine avait bu, et, relevant ses gros sourcils d'un air de contentement farouche, il s'inclina et sortit précipitamment pour aller rejoindre Hervé.

Le jeune marin, couvert des vêtemens secs que son hôte lui avait donnés, était assis fort tranquillement devant le feu. Le bien-être actuel avait effacé tout souvenir du danger récent auquel il avait miraculeusement échappé. Les hommes dont la vie est une suite continuelle de fatigues et de périls, possèdent l'heureux privilége de jouir du moment de calme qui succède à la tempête, sans s'inquiéter quand et comment il finira. Hervé ignorait où le sort l'avait jeté, au pouvoir de qui il était, cela n'empêchait pas qu'il se trouvait fort à l'aise; seulement, il lui tardait de voir arriver le souper.

Le sénéchal parut content de trouver le jeune marin si dispos; il lui annonça qu'il allait chercher quelques provisions à l'office, et, avant de sortir, il alluma une lampe d'argent qui répandit une clarté vive et un doux parfum dans la chambre. Resté seul, Hervé examina curieusement le lieu où on l'avait conduit. Tout ce qui s'offrit à lui excita au même degré sa surprise et son intérêt, car il trouva réunis, parmi une foule de curiosités diverses, les attributs de son métier qu'il ne s'attendait guère à rencontrer dans un château, les seigneurs de ce temps-là n'étant pas très-exercés à l'endroit de la marine.

Une riche tenture de cuir de Cordoue, qui tapissait les murailles, était en partie cachée par de grandes cartes géographiques et marines dessinées sur parchemin. Au nombre des premières était une copie de la carte de Peutinger, représentant l'empire romain sous Théodose et ses fils Arcadius et Honorius. Les secondes, dont l'invention est attribuée au roi Henri de Portugal, attirèrent particulièrement l'attention d'Hervé. Elles étaient de différentes sortes : les unes, qu'on nommait cartes par route et distance, n'avaient ni longitude ni latitude tracées, mais seulement quelques roses de vent, et les caps, rades et ports, posés chacun selon son rumb; les autres, ayant les latitudes, se nommaient cartes par distance et hauteur; elles servaient aux bons pilotes pour les longues navigations. Enfin, Hervé en trouva deux qui lui parurent tracées contre toute raison, car les méridiens y étaient parallèles et les degrés de latitude inégaux, croissant à mesure qu'ils s'éloignaient de l'équateur, bien que, selon ses connaissances, le méridien et l'équateur étant deux cercles égaux, leurs degrés ne pussent être différens. C'était une ébauche des cartes réduites, encore inconnues alors. Hervé ne comprit pas comment on pouvait s'en servir, cependant en les regardant de près, il vit qu'elles étaient pointées. L'une donnait la route des côtes de France à l'île Schectland, l'ancienne Thulé, et l'autre, à l'île de Madère. Il aurait voulu se livrer à un plus long examen, mais trop d'objets différens sollicitaient ses regards. Tous les instrumens de mathématiques étaient là : l'astrolabe, l'anneau gradué, l'arbalète ou bâton de Jacob, le quart astronomique et le nocturlabe ; puis des boussoles, des calamites ou marinettes, qui servaient anciennement au même usage ; des horloges de Venise ou poudriers, des sphères, et enfin une suite de modèles représentant successivement tous les degrés de construction d'un navire, depuis la simple quille avec étable et étambot jusqu'à la galiote sous voile. Ces objets intéressans occupèrent tellement Hervé qu'il ne remarqua ni les armures damasquinées, ni les vases antiques, ni les riches pelleteries, les animaux conservés, les statues et les tableaux, rassemblés sans doute à grands frais et entassés dans cette chambre avec une profusion royale au milieu de meubles somptueux.

Le bruit de la porte qui s'ouvrait détourna son attention, et, malgré le plaisir qu'il prenait à son examen, il ne regretta pas d'être interrompu en voyant entrer Becq-Meilh avec le souper. Le sénéchal avança devant le feu une table d'ébène incrustée de mosaïques; il plaça dessus un pâté froid d'une dimension satisfaisante, un grand flacon et deux coupes d'argent richement ciselées. Il invita Hervé à prendre place à table, et s'assit lui-même dans une chaise à bras ornée de franges et de clous d'or.

— Ce souper est un peu mesquin, mais il est offert de bon cœur, dit-il avec cordialité; faites-y largement honneur ou bien j'aurai le chagrin de voir un hôte regretter de s'être arrêté sous mon toit.

La meilleure réponse que pouvait faire Hervé à cette invitation était de se mettre à l'œuvre sans différer; aussi, tirant son couteau, il coupa une honnête portion de pâté dont le fumet eût réveillé son appétit s'il avait eu besoin d'un pareil assaisonnement, et l'attaqua de manière à tranquilliser son hôte.

Celui-ci affectait une apparence de bonne humeur qui lui coûtait infiniment à conserver ; il avait besoin d'une attention continuelle pour se défendre de céder aux pensées qui l'obsédaient. Ayant débouché le flacon, il emplit d'un vin généreux les deux coupes.

— A votre santé, mon jeune maître.

— Votre seigneurie me fait trop d'honneur, répondit Hervé, qui manqua étouffer en se pressant pour avaler un morceau; je prie le bon Dieu et ses anges de vous accorder toutes sortes de prospérités, et le paradis au ciel.

Becq-Meilh inclina la tête et vida la coupe d'un seul trait. Hervé lui fit bravement raison; il n'en laissa pas une goutte. En posant la coupe, il passa la langue sur ses lèvres et la fit claquer en gourmet.

— Par Saint-Yves! j'aimerais assez faire une croisière sous le vent des côtes où l'on récolte un pareil vin.

— C'est le malvoisie de Madère. Vous n'avez pas navigué dans ces parages?

— Vous m'excuserez : j'ai été aux îles Fortunées (1).

— Alors vous avez servi sous un pavillon étranger; car feu le duc François II n'a jamais envoyé aucun bâtiment dans ces mers.

— J'étais embarqué, en qualité de second maître, à bord de la galiote du pilote Garcie, dit Ferrande, répondit Hervé d'un ton où l'orgueil se cachait sous la modestie.

— Je vous en félicite, jeune homme; c'est pour vous un titre à l'estime des gens de mer, car on sait que ce pilote ne permet de

(1) Les îles Canaries ont long-temps porté ce nom.

l'accompagner qu'à des marins ayant déjà fait leurs preuves, et qu'ils sont à bonne école avec lui. — N'avez-vous pas été plus loin? J'ai ouï dire que Garcie avait dessein d'explorer la mer Atlantique.

— Votre seigneurie a été bien informée. Maître Garcie était parti, en effet, dans l'intention de reconnaître l'île d'Antilla, qu'on trouve sur les anciennes cartes, et que personne n'a rencontrée depuis long-temps. Il voulait aussi chercher l'île des Sept-Cités, qu'on aperçoit, dans les beaux temps, à cent lieues dans l'ouest de Madère, et qui disparaît comme un charme dès qu'on croit être dessus. On dit qu'il y a dans cette île sept cités magnifiques qui doivent leur fondation à sept évêques espagnols, qui ont déserté leur pays pour éviter de tomber sous le joug des infidèles.

— Et qui vous empêcha de mettre ce beau

projet à exécution? demanda Becq-Meilh, d'un ton d'intérêt qui annonçait le désir de faire causer le marin.

— Tout simplement une rencontre que nous fîmes à Porto-Santo. C'est une histoire singulière ; mais elle est un peu longue, et je craindrais en la contant d'abuser de votre bonté.

— Je vous assure, au contraire, que je prends grand plaisir à vous entendre. J'ai moi-même quelque expérience en marine, et tout ce qui s'y rattache me cause un vif intérêt... Dites-moi votre histoire, jeune maître.

Le sénéchal remplit les coupes. Hervé but la sienne à moitié, puis il parla en ces termes :

— Notre voyage commença avec bonheur. Après quinze jours de mer, nous touchâmes à Porto-Santo, pour y faire des observations célestes avant de pousser plus loin. Nous étions prêts à en partir, lorsqu'un soir une petite embarcation amena à bord un homme, génois de nation, établi depuis long-temps à Madère, d'où il venait tout exprès pour parler à maître Garcie. Il nous apprit qu'il se nommait Christophe Colomb, et travaillait de son état à faire des cartes marines. — Votre seigneurie en a une qui porte son nom. — Maître Garcie l'accueillit avec estime et commanda qu'on servît des rafraîchissemens; mais Colomb ne voulut rien prendre avant d'avoir expliqué le motif de sa visite. Comme on était impatient de l'écouter, on fit aussitôt silence. Alors il raconta qu'un peu de temps par devant, un certain pilote basque, nommé Alonzo Sanchez, qui trafiquait de sucre et d'épicerie de Madère aux îles Fortunées, fut surpris, à la hauteur de Tenériff, par une tempête si violente, que, perdant tout espoir d'y résister, il ferma les écoutilles, serra les voiles, amarra la barre toute droite, et s'abandonna à la merci du bon Dieu. Durant vingt-neuf jours entiers elle souffla sur lui sans relâche; enfin, lorsqu'il n'y comptait plus, le ciel s'éclaircit tout-à-coup, la mer et le vent s'apaisèrent... il remonta sur le pont. Là, quel fut son étonnement et sa pieuse reconnaissance, quand, au lieu d'une mer affreuse hantée par des monstres maudits, qu'il s'attendait à trouver, une côte magnifique, bordée de bois verdoyans, s'offrit à ses yeux charmés. Il se hâta d'y descendre, cueillit des fruits de toute espèce, qui y étaient en abondance, fit provision d'eau et de bois. Après deux semaines de repos, il s'embarqua pour retourner dans son pays, en ayant soin de noter ses observations de chaque jour. La traversée fut plus longue qu'il ne l'estimait, l'eau et les vivres lui manquèrent, et de dix-sept hommes qu'ils étaient, cinq seulement avaient survécu à leur arrivée à Madère, encore étaient-ils si malades que, malgré tous les soins que leur donna Colomb, qui les avait recueillis, ils moururent peu de jours après. Christophe Colomb, ayant hérité du journal d'Alonzo Sanchez, le médita avec une grande attention; il en conféra avec Martin Béhem, le fameux mathématicien, et se persuada, dès lors, qu'il existait certainement des îles et des rivages à l'ouest des mers qui baignent l'Europe et l'Afrique. Christophe Colomb parla si bien qu'il nous amena tous à partager son opinion. Il conjura maître Garcie de le conduire en Portugal, sous la promesse que si le roi Alphonse lui fournissait les moyens de tenter ses découvertes, il mettrait le pilote de moitié dans cette entreprise. Celui-ci consentit à tout, et nous quittâmes Porto-Santo le lendemain. Arrivé à Lisbonne, j'ai pris du service sur un bâtiment breton, je n'en sais pas davantage.

— Je regrette bien de n'avoir pas connu ce savant génois, dit Becq-Meilh, par forme de réflexion; s'il existe un autre monde, quelle gloire d'y entrer le premier! — Je ne pense pas que le roi Alphonse se rende aux vœux de Colomb, il a tourné ses vues sur un autre point qui offre plus de certitude. L'an dernier, ce monarque a chargé deux savans pilotes de pénétrer par Cananor et Goa jusqu'au fond de l'Inde, où se trouve, dit-on, le royaume du Prêtre-Jean. Vous savez qu'après Antonioti Use-Deniers, qui a reconnu Sierra-Léone, à huit degrés en deçà de l'équateur, aucun navigateur ne s'est aventuré plus loin. Il est important de savoir s'il existe un passage qui peut conduire par mer dans ces contrées lointaines.

— Serait-il possible qu'il y eût une autre route que la Méditerranée? s'écria Hervé d'un ton d'étonnement.

— Tout annonce que c'est l'idée de Colomb, et vous la comprendrez sans peine en jetant les yeux sur cette carte.

En même temps le sénéchal apporta un sac en peau de mouton dans lequel il souffla par un tuyau d'argent qui y était adapté; en se gonflant, il prit la forme d'un globe sur lequel était tracée, selon les connaissances bien imparfaites du temps, la figure des terres connues.

— Vous croyez peut-être, dit-il, que l'invention de la mappe-monde appartient à nos mathématiciens?

Hervé convint qu'il le croyait.

— Elle remonte à la plus haute antiquité. Strabon en attribue la découverte à Anaximander le Milésien, il est également dans l'erreur. Lorsqu'on nous dit qu'Éole donna à Énée les vents renfermés dans une outre, il faut entendre un globe terrestre pour guider sa navigation.... Mais, votre coupe reste pleine, faites-moi raison, maître Hervé.

Le jeune marin s'exécuta de bonne grâce, il aurait cru manquer de respect à son noble hôte s'il eût refusé de boire toutes les fois qu'il l'y invitait. Ajoutons que la qualité du vin rendait cette obligation peu difficile à remplir. Maître Hervé en jugea sans doute ainsi, car bientôt il vida sa coupe sans attendre qu'on l'en pressât.

Ces libations fréquentes produisirent un prompt effet. Hervé oublia bientôt en présence de qui il était. Il ne se contenta plus de répondre simplement aux questions qui lui étaient faites; il éprouvait une démangeaison irrésistible de parler. Il s'aperçut que sa raison se troublait, il voulut cesser de boire et s'observer avec soin, mais il n'en était plus le maître. La chaleur du feu, les parfums qu'il respirait, l'impression que son naufrage et l'honneur qu'il recevait avaient laissée dans son esprit; tout le disposait à l'ivresse, il fallait qu'il y succombât.

Soit que Becq-Meilh eût besoin de s'étourdir ou qu'il voulût pousser Hervé en lui tenant loyalement tête, chaque fois qu'il l'invitait à boire, il payait le premier d'exemple. Aussi les deux convives paraissaient à deux doigts de jeu. Cependant, en réalité, il y avait entre eux une grande différence, car l'excitation du premier gisait seulement dans sa pensée, tandis que celle d'Hervé s'inspirait dans son cerveau.

— Pardieu! maître Hervé, vous êtes un bon compagnon, s'écria le sénéchal en lui frappant familièrement sur l'épaule; c'est une glorieuse tempête que celle qui me procure le plaisir de vous connaître. Quand la vague vous a jeté comme un chien mort sur la côte, du diable si je me doutais du trésor qu'elle m'envoyait.

— Ma foi, monseigneur, ce n'est pas pour vous flatter, mais je veux que l'écoute du grand Pacfi me serve sur l'heure de cravate, si j'ai jamais passé une aussi fameuse soirée! C'est étonnant comme je me plais avec vous.

— J'en suis charmé, car, maître Hervé, je tiens à votre affection..... d'ailleurs, j'ai des projets sur vous..... Vous êtes un bon compagnon, bien bâti et solidement chevillé, un gaillard entreprenant, un franc marin! Voulez-vous servir avec moi?

— De tout mon cœur. Vous n'avez qu'à m'inscrire sur le rôle de votre équipage... Hervé Primoguet, c'est mon nom; je crois qu'il en vaut bien un autre... — Ah çà! pourtant, il est à propos de savoir pour quelle navigation vous me nolisez?

— J'ai dessein d'entreprendre un voyage de découvertes; vous serez premier maître à bord. Cela vous va-t-il, mon jeune homme?

— Comme un mari à une vieille fille. — Et, qui donc sera pilote?

— Moi-même, avec l'aide de Dieu.

— Par les enfléchures qui me conduiront au ciel! je n'espérais pas tant d'honneur. Ainsi, nous serons consorts; nous voilà amatelotés.... — Sacredié! si ma vieille grand-mère avait vu ce coup de feu, comme elle aurait fait jabot... — Quand on dira : Qui commande ce beau navire? C'est maître Hervé et maître... n'importe, le nom n'y fait rien, un grand seigneur de noblesse! — Quelle coquine de chance pour moi!

— Ainsi, je peux compter sur vous?

— De l'étable à l'étambot, de la carlingue

au maître-bau, de nuit, de jour, par le calme ou le gros temps, je suis à vous comme l'aiguille à l'étoile polaire.

— Voici pour sceller l'engagement, dit Becq-Meilh en donnant une bourse au marin ; trois mois d'avance, c'est l'usage pour les voyages de long cours.

Hervé ouvrit la bourse, elle renfermait des pièces d'or ; il eut peine à en croire ses yeux.

— Qu'est-ce que je vois ? Quel beau lest pour une poche vide ! s'écria-t-il en extase ; çà ressemble comme deux gouttes d'eau à une nichée de canaries (1). — Malgré çà, entendons-nous, monseigneur, je ne vous prends pas au mot. Il est bon que vous sachiez que le meilleur maître n'a jamais eu par an plus de cent cinquante livres de gage

(1) On sait que les serins venus des Canaries en ont long-temps porté le nom.

avec un sifflet du prix de trente à quarante livres.

En parlant ainsi, il voulut rendre la bourse.

— Le senor de la Nau (2) donne aux gens de son équipage le loyer qui lui convient; vous avez cinq pièces d'or par mois. — Faites-moi raison de cette coupe : au succès de notre voyage!

— Ce n'est pas de refus, messire, car tout çà m'assèche le gosier. — Ah çà! voyons, je ne rêve pas, dit-il en tournant lentement un regard lourd dans la chambre; si demain j'allais m'éveiller dans la cale de la *Sainte-Ursule* ou affalé par le cou aux balancines de la grande vergue! — Pourtant, je n'ai plus mes fers... c'est assez significatif... et je vide cette coupe de vin!..... Sacredié, je ne dors pas!

Après avoir savouré le malvoisie, il s'ac-

(1) L'armateur chez les Levantins.

couda sur la table, joignit les mains sous son menton, et, dans cette position commode, il reprit d'un ton familier :

— Eh bien! quand partirons-nous? vers Pâques, c'est la meilleure saison... Et d'ici là, que ferons-nous?

— La construction et l'armement du navire nous occuperont bien assez.

— Comment, comment, le navire n'est pas à l'eau?... s'écria Hervé d'un ton indéfinissable ; peut-être n'est-il pas sur chantier!... qui sait même si le bois qui doit le faire n'est pas encore dans la forêt!... Nous sommes de gentils garçons, des marins joliment gréés.

— Compère Hervé, répondit Becq-Meilh en riant, vous êtes trop prompt à tirer vos inductions. Le navire n'est pas sur chantier, mais le bois est équarri ; il a même été coupé comme le veut Végèce, entre le solstice d'été et les kalendes de janvier, du quatorzième au vingt-troisième jour de la lune.... N'est-ce pas le moment opportun ?

— Si fait vraiment, quoique je tienne la nuit de devant la nouvelle lune de janvier pour la meilleure de toute l'année... mais la différence n'est pas grande... Ainsi nous avons le bois, et comme votre seigneurie vient de me prouver que l'argent ne lui manque pas, le reste ira couramment. — Çà, de quelle dimension ferons-nous notre navire ?

— Deux cent soixante à deux cent quatre-vingt tonneaux.

— C'est çà bien parlé, par Jésus ! un navire moyen se comporte mieux à la mer que ces grandes barques molasses, qui n'ont pas le cœur de se relever sous la vague... D'ailleurs c'est plus maniable et çà peut aller partout... — Mille bénédictions de Dieu ! continua-t-il avec une verve croissante, quelle chance de vous avoir trouvé! Vous êtes la perle des hommes! un vrai saint du paradis! — Voyons un peu nos proportions : vous allez voir que je connais mon métier. — Ah! ça, nous lui donnerons soixante-douze pieds de quille, vingt-cinq de bau, onze de creux, cinq et demi entre le faux-pont et le franc tillac, deux et demi de vibord. Que dites-vous à çà, maître pilote hauturier?

— Ces proportions sont parfaites ; le plus habile charpentier ne dirait pas mieux que vous.

— Attendez, je n'ai pas fini. — Il nous faut une pièce solide qui puisse résister au gros temps. Le navire sera bordé en son fond de planches de hêtre de quatre pouces, revêtues de planches de chêne de trois pouces, et ce jusqu'à la première cheinte. Nous donnerons aux varangues plates seize pieds de long et dix pouces d'échantillon ; les genoux auront treize, quatorze et quinze pieds de long. Il y aura huit faux baux de douze, treize et quatorze pouces d'échantillon ; les serres du fond du navire auront cinq pouces d'épaisseur et douze de large. Dans les façons de l'arrière nous mettrons huit pièces de liaison. La carlingue du grand mât....

— Maître Hervé, dit Becq-Meilh en l'interrompant, nous ferons le gabari en temps et lieu convenable, c'est une affaire de détail. — Parlons de notre voyage.

— Oui, c'est assez à propos ; dans quel pays irons-nous ?... On dit qu'en filant tout droit à l'ouest des côtes de l'Afrique, on trouve des choses qui sont encore plus merveilleuses que l'île de Brandan et le royaume du prêtre Jean, qui le sont assez pour leur part. Il y a des îles qui flottent sur l'eau comme un navire, et dont les habitansont été changés en singes ; des endroits où l'on marche sur des diamans ; une rivière qui charrie de l'or, comme la Loire charrie le sable ; des sources de vin, qui coulent dans des champs de fraisiers ; des fruits, qui donnent d'aussi bonne crème que la meilleure vache de Rennes ; des pains tout faits, qui pendent aux arbres, et je ne sais quoi encore... si bien que tout le pays ressemble à une grande cambuse (1) qui a le ciel pour maître coq (2)... On dit encore, continua-t-il en clignant l'œil, qu'il y a dans ces pays des femmes superbes qui ne laissent pas languir d'amour...

— Ah ! maître Hervé, vous êtes un vert-galant, je crois ! dit Becq-Meilh d'un ton singulier.

(1) On appelle ainsi le lieu où l'on met les provisions à bord d'un navire.

(2) Cuisinier de l'équipage.

— Mais, monseigneur, quand l'occasion se présente de glisser deux mots de tendresse à l'oreille d'une jolie fille... C'est surtout après avoir bu un coup, comme à présent, par exemple..... Sacredié! il faut me voir ; je ne m'arrête pas en chemin.

Becq-Meilh regarda fixement le jeune marin et sourit avec amertume.

— J'ai parcouru un pays dont les usages vous plairaient bien. C'est loin, au nord des Iles Schetland, dans les parages qui, selon l'expression de Pythéas, sont si chargés de grumeaux, de glace et d'écume, qu'on dirait une mer de poumons (1). Les habitans de ce climat désolé, peut-être par reconnaissance pour les étrangers qui viennent les visiter, pratiquent l'hospitalité la plus éten-

(1) Neque terram ibi porro esse, neque mare, neque aerem, sed quidpiam ex his concretum pulmonis marini simile. (PYTHEAS).

due. C'est à ce point qu'après s'être privés eux-mêmes de nourriture pour offrir un meilleur repas, ils conduisent l'hôte coucher dans le lit de leurs femmes.

— Sacredié! fit expressivement Hervé.

— Par malheur, elles ne sont pas belles, elles n'ont guère que trois pieds de haut, et leur corps est oint d'une graisse rance qui n'est pas fort appétissante.

— Diable ! alors c'est différent.

—Mais ne trouvez-vous pas cette coutume bien charitable? Il est à regretter qu'elle n'existe pas chez nous.

— Oui, ma foi..... Mais, tenez, n'en parlons plus, le malvoisie monte à la tête, et.... et nous ne sommes pas dans ce pays hospitalier.

— Celui-ci ne l'est pas moins, repartit Becq-Meilh d'une voix sourde, qui formait un contraste étrange avec le ton de ses paroles.

Le marin le regarda d'un air très-significatif.

— Je n'ai pas entrepris de lointains voyages par une vaine curiosité, mais dans le but d'acquérir de la sagesse, poursuivit le sénéchal avec difficulté; j'étudie les mœurs, les coutumes des peuples que je visite, afin d'en faire mon profit. L'usage des Lapons m'a semblé fort raisonnable, je l'ai établi chez moi.

Hervé n'osa pas croire qu'il l'avait bien compris. Il se demanda si ce noble seigneur n'avait pas dessein de se jouer de lui, ou si la pâleur de son visage et l'agitation cruelle à laquelle il semblait en proie n'annonçaient pas un certain dérangement d'esprit. Par une prudence bien entendue, il s'abstint de toute réponse et porta la coupe à ses lèvres. Becq-Meilh parut deviner ce qui se passait en lui.

— Eh! quoi, maître Hervé, reprit-il d'un

ton de gaîté qui marquait un pénible effort, vous ne répondez rien ; que vous semble de mon hospitalité?

— Si votre seigneurie n'a pas dessein d'éprouver ma crédulité...

— Pardieu! matelot, vous êtes défiant...

— Alors je vous avouerai que je trouve l'usage très-plaisant, pourvu...

— Pourvu? répéta Becq-Meilh.

— Que les femmes de ce pays ne ressemblent pas à celles dont vous avez parlé.

— Vous êtes à même d'en faire l'épreuve.

— Comme çà, vous ne plaisantez pas, dit Hervé en enfonçant son bonnet d'un air déterminé.

— Est-ce que ma figure l'annonce?

— Non, sacredié... Mais vous êtes malade, monseigneur ; j'ai vu des gens qu'on menait à la potence avoir l'air plus gai que vous.

— Ne vous inquiétez pas de moi. Êtes-vous prêt ? voulez-vous me suivre ?

— Ah ! mille brouillards du bon dieu ! qui diable pouvait s'y attendre ? s'écria le marin en se levant de table ; en voilà une chance !... Quelle aventure merveilleuse..... c'est vraiment à perdre la tête... avec çà qu'elle ressemble un peu à une boussole affolée (1).... Et hors de plaisanterie, c'est avec votre femme, messire ?

Becq-Meilh ouvrait la porte : à cette question du marin, il se détourna brusquement ; la lampe qu'il portait faillit lui tomber des mains... mais il sut se dominer, et, se tournant vers Hervé, il répondit avec un sourire équivoque :

— Vous le saurez demain. Au surplus,

(1) Boussole affolée, qui ne marque plus, dont l'aiguille est dérangée.

que vous importe si elle n'est pas indigne de vous ?

— Au fait, si le vin est bon, que sert de savoir à quel tonneau on l'a tiré ? remarqua philosophiquement Hervé.

Le sénéchal s'avança à pas lents dans un vaste corridor, orné de tentures et de trophées d'armes. Le jeune marin le suivait; à mesure qu'il avançait, son ivresse se dissipait : en même temps un trouble inconnu faisait palpiter son cœur ; sa respiration était pénible et pressée; ses jambes se dérobaient sous lui. Il remarqua avec une extrême surprise que l'agitation de son hôte était plus forte que la sienne. Une pâleur livide couvrait sa figure contractée, ses yeux ardens étaient fixes devant lui ; il côtoyait la muraille, comme s'il eût craint de tomber, et s'y appuyait fréquemment. Au bout du corridor, ils montèrent un large escalier terminé par un porche de menuiserie en bois d'ébène incrusté de nacre et d'argent. Le sénéchal s'arrêta, il posa plusieurs fois la main sur le loquet du porche et la retira sans ouvrir, comme s'il eût manqué de force ou de résolution. Enfin, il prit le dessus, il poussa la porte et fit signe au jeune marin de le suivre. Celui-ci resta frappé d'étonnement et d'admiration à l'entrée de l'appartement où son hôte l'introduisait. Il se crut transporté dans un palais enchanté, tant il avait peu d'idée d'une magnificence aussi grande que celle qui s'offrait à ses regards éblouis.

Une lampe d'argent, suspendue au plafond par des chaînes de même métal, répandait une clarté douteuse que réfléchissaient de mille manières différentes les glaces, les meubles élabourés, les vases et les cristaux, qui ornaient cette chambre splendide. Un chauffe-doux de porcelaine y entretenait une température agréable, et l'air qu'on y respirait était embaumé de parfums d'une délicatesse et d'une suavité infinies. Un tapis de Perse étalait sur le plancher ses guirlandes de fruits et de fleurs si parfaitement imités, que le marin y fut trompé. Les rideaux et les tentures étaient de brocart broché d'or. Des orangers et des myrtes, fleurissant dans des vases de marbre, joignaient le charme des productions de la nature à côté des merveilles de l'art. Mais quelle que fût l'admiration qu'un spectacle si nouveau et si prodigieux dut causer au jeune marin, elle resta bien au-dessous des sentimens qu'il éprouva à la vue de la châtelaine endormie sous un baldaquin de velours surmonté de panaches blancs. Dans l'agitation du sommeil, ses vêtemens s'étaient dérangés; son sein, plus blanc que le lin qui l'entourait, palpitait voluptueusement; ses magnifiques cheveux, retenus par un ruban, flottaient en boucles sur son cou. Elle était cent fois plus belle et plus désirable ainsi que ne l'eussent rendue toutes les recherches de la parure.

Becq-Meilh posa sa main brûlante sur le bras d'Hervé, d'un geste il lui montra Manfa et tourna la tête avec un frisson convulsif. Le marin ne se possédait plus, sa raison, impuissante à l'éclairer, avait cédé à l'éblouissement de ses sens : c'était une ivresse de l'esprit succédant à l'ivresse du vin.

— Quoi! il est bien vrai?... balbutia-t-il en regardant Becq-Meilh.

— Elle ne se réveillera pas... vous m'entendez..... dit celui-ci d'un ton bref. Quand je frapperai à la porte, vous sortirez. Au revoir, maître Hervé.

Il fit deux pas et, se détournant, il vit le marin debout en extase dans la chambre.

— Le sage connaît le prix du temps, murmura-t-il.

La porte se ferma, Hervé demeura seul avec la ravissante Manfa...

IX.

Une heure environ s'écoula, après quoi un coup léger fut frappé en dehors du porche... un second le suivit bientôt; puis un troisième plus fort retentit impérieusement. Enfin la porte s'ouvrit, Hervé et Becq-Meilh se trouvèrent en face l'un de l'autre. Ils échangèrent un regard. Le sénéchal baissa les yeux, de peur sans doute de laisser voir au marin l'émotion que lui causait la confidence muette qu'il venait d'en recevoir. Celui-ci avait la figure animée, le teint brillant et un sourire de béatitude sur les lèvres. L'ivresse de ses sens n'était pas encore dissipée ; il se recueillait en eux et vivait uniquement par les facultés extérieures.

Becq-Meilh ne parla pas avant qu'ils arrivassent dans la chambre du souper. Ayant jeté du bois au feu, il se tourna vers Hervé.

— Eh! bien, maître, êtes-vous content?

— Ah! je vous en réponds. Sacrédié, quand on parle d'une belle dame... Mais, monseigneur, poursuivit-il en prenant un ton plaisant, vous n'imitez pas tout-à-fait les usages du petit peuple en question...

— Comment?

— Eh! oui ; ne m'avez-vous pas dit qu'ils invitent les étrangers à coucher avec leurs femmes?... pour le sûr cette belle dame n'est pas mariée.

Becq-Meilh fronça les sourcils; le marin n'alla pas plus loin.

— Demain nous causerons plus à l'aise; la nuit s'avance, vous avez besoin de repos.

— Oui, je dormirais volontiers, répondit Hervé, qui étendit es bras en s'asseyant devant le feu.

— Alors, buvons l'hypocras pour avoir un bon sommeil.

Deux coupes étaient pleines sur la table, Becq-Meilh prit l'une, Hervé s'empara de l'autre.

— A votre santé, mon hôte.

— A la vôtre, monseigneur; aux attraits de cette belle dame!

Il vida la coupe d'un seul jet, sans se lever de son siége. Becq-Meilh, après avoir bu, posa la sienne sur la table et se promena, les bras croisés, dans la chambre. Le jeune marin, respectant son silence, mit les coudes sur ses genoux, joignit les mains, et se pencha devant le feu dans l'attitude de la rêverie. Bientôt sa tête s'appesantit, ses yeux se fermèrent; il entendait encore le bruit des pas de son hôte que déjà il sommeillait. Le sénéchal ne le perdait pas de vue. Lorsqu'il le jugea assoupi, il vint lui toucher le pouls, et s'étant assuré qu'il dormait profondément, il le considéra d'un air sombre et triste à la fois.

— Pauvre garçon, murmura-t-il, tu ne croyais pas en échappant au naufrage que ta mort était si prochaine. Ton sommeil doit être éternel, il est des secrets qu'on ne peut confier qu'aux morts.

En achevant, il enveloppa le jeune marin dans son manteau, le chargea sur ses épaules, prit sa lanterne et sortit. Il traversa rapidement les salles et les corridors sans que sa marche fût ralentie par son fardeau, sans craindre qu'Hervé, endormi par un narcotique dont il connaissait la vertu, se réveillât en chemin. Rendu dans la caverne, il le posa à terre; le marin s'agita péniblement, comme une personne dont on trouble le sommeil; mais ses yeux restèrent clos, et le bruit régulier de sa respiration ne fut pas interrompu.

Becq-Meilh regarda dehors en prêtant l'oreille attentive : aucun son étranger à la tempête ne troublait cette lugubre nuit. Il s'approcha d'Hervé, sur qui la lueur de la lanterne donnait en plein; debout devant lui, les bras croisés, il le considéra d'un regard profond.

— Tu dors! peut-être des songes brillans bercent ton sommeil paisible! Peut-être vois-tu un long avenir te sourire; la richesse, la gloire, la beauté réunir pour toi leurs plus enivrantes séductions! Tu dors, tu rêves, tu espères, et tu vas mourir! La vie de l'homme est une raillerie du destin! Ainsi, la Providence, le sort ou l'enfer, que sais je? a pris soin de le conserver, de le jeter à mes pieds, afin que la pensée et l'occasion de commettre un crime me fussent données à la fois!..... Un crime! ce n'en est pas un..... Naufragé, l'Océan le revendique, je le lui rends; voilà tout. D'ailleurs, qu'est-ce que la vie d'un homme? qu'est-ce que mille vies, en balance avec la gloire de Cap-Sizun? — Allons, pourquoi m'arrêter avant que tout soit terminé?

Un sentier difficile, pratiqué sur des rochers, conduisait au bord de la mer, dans une petite anse où plusieurs embarcations étaient amarrées à l'abri d'une chaussée. Une case de pierre, construite au-dessus, renfermait les apparaux nécessaires à leur armement. Becq-Meilh en équipa une et prit le large avec Hervé couché de son long sur les baux.

La tempête avait cessé, cependant la mer était encore très-forte, courte et dangereuse. Quelques rares étoiles, qui brillaient çà et là sur la voûte obscure du ciel, laissaient apercevoir les longs sillons d'écume qui marquaient les attérages et les flocons pressés couronnant le sommet des vagues.

En moins d'une heure, la chaloupe, entraînée par un vent impétueux, s'éleva dans la haute mer. Le bruit des vagues qui se brisaient sur la côte avait cessé de retentir; on n'entendait plus que le frémissement sourd de l'eau qui succède à la tempête, comme la marche d'une armée qui rentre dans ses quartiers après une journée meurtrière. Cependant un grondement sourd se fit de nouveau entendre; bientôt la chaloupe entra dans des eaux agitées, annonçant un banc de rochers ou une côte.

Une masse noire, à fleur de mer, se détachait sur la houle lumineuse des vagues. Becq-Meilh amena sa voile; armé d'une gaffe, il courut à l'avant pour empêcher sa frêle embarcation de toucher aux récifs qui l'eussent mise en pièces, et déposant le jeune marin sur cet îlot, avant de s'éloigner il le contempla un moment.

— Pauvre garçon, dit-il, c'est une cruelle nécessité... Je crois que pour un autre il m'en eût moins coûté, sa figure respire tant de franchise et de jeunesse... Ah! la mort est aveugle, elle moissonne au hasard... D'ailleurs, avec sa profession, il ne pouvait pas s'attendre à voir ses cheveux blanchir.... A mer basse, quand le Mor-man (1) viendra ici,

(1) Homme de mer ou homme marin, sorte de monstre de la famille des syrènes, dont l'existence était attestée dans ce temps par de nombreux témoignages. *Histoire de*

il passera du sommeil à l'éternité, comme un enfant qui meurt en venant au monde.

En finissant ces réflexions, le sénéchal hissa sa voile et mit le cap sur la terre, sans cesser pourtant de tenir les yeux attachés sur le rocher où il abandonnait Hervé jusqu'à ce que l'éloignement l'eût confondu dans la nuit.

Sa traversée fut heureuse; la nuit favorisa son retour au château par le passage souterrain. Une pâleur mate couvrait ses traits, ses dents claquaient comme s'il avait eu le frisson, ses yeux hagards erraient dans cette chambre où tout lui rappelait Hervé. Le siége qu'il avait occupé était encore devant le feu presque éteint, à côté de la table chargée des

la Compagnie de Jésus, tom. 2, liv. 4; Eusèbe de Nierembergue, *Histoire de la Nature*, liv. 5. Diego Hurtado aperçut deux hommes marins auprès de l'île de Saint-Thomas, qu'il découvrit en 1533. Je n'en finirais pas avec de pareilles citations.

débris du souper auquel le jeune marin avait fait si bravement honneur.

Becq-Meilh remit tout en place, croyant ainsi apaiser les murmures de sa conscience. Il brisa dans ses mains et jeta au fond d'une armoire la coupe qui avait contenu le breuvage perfide, et, plus calme après avoir enlevé ces témoins gênans de son crime, il vida le flacon de malvoisie. Alors un léger vermillon colora ses joues, ses jambes prirent plus d'assurance; il fit à grands pas le tour de la chambre, comme pour essayer ses forces, et, se croyant sûr de lui, il en sortit résolument.

Les premières lueurs de l'aurore perçaient les châssis de toile; avec le jour naissant, le châtu insensible commençait à s'animer.

X.

Les sentinelles en vigie sur le beffroi de Cap-Sizun venaient de sonner midi quand Manfa se réveilla. Le château était silencieux, tous les hôtes l'avaient quitté en exprimant hautement leur mécontentement de l'étrange conduite de Joscius, qui était vraiment sans excuse. En vain Becq-Meilh avait essayé de pallier les torts de son maître, en alléguant des motifs impérieux qui l'avaient contraint de se mettre en selle sans pouvoir même différer son départ jusqu'au lever de ses hôtes; ceux-ci n'écoutèrent point le digne sénéchal, et, montés par les Plouhinec, qui n'eurent garde de manquer une si favorable occasion de faire tort à leur cousin, jurèrent qu'ils ne pardonneraient de leur vie cette offense au châtelain. Les varlets, surpris et affligés, gardaient un morne silence, à l'imitation de Becq-Meilh, qui était, ce matin-là, deux fois plus maussade et plus sombre qu'à l'ordinaire.

Manfa, n'entendant aucun bruit, pensa d'abord qu'il était nuit. Sa tête était lourde et appesantie, l'engourdissement du sommeil se prolongeait dans son réveil. Elle ne reconnut son erreur qu'en remarquant les reflets d'un pâle soleil perçant à travers ses rideaux.

Elle se souleva à demi; une fatigue molle et qui n'était pas sans charme versait dans tout son être une volupté inconnue; elle retomba doucement sur son oreiller, et ses beaux yeux, qui s'entr'ouvraient avec langueur, regardèrent à ses côtés, comme si elle y croyait trouver le cher objet de son amour. Peu à peu ses idées s'éclaircirent. Elle se souvint qu'elle s'était endormie la veille dans la sainte joie que lui avait inspirée l'heureuse nouvelle de sa grossesse. Son cœur s'épanouit de nouveau; son premier mouvement fut d'offrir au Seigneur l'hommage de sa reconnaissance. Elle ne trouva point de termes pour l'exprimer, de transports pour la faire naître; son âme resta froide, le recueillement ne la put pas pénétrer.

Un souvenir confus, et qui pourtant se révélait par la sensation d'un charme étranger qu'il avait laissé en elle, dominait à la fois ses sens et ses pensées. Elle sentait dans son cœur ému un trouble inconcevable qui s'unissait mystérieusement avec ce souvenir nuageux qui survivait à un rêve : il lui semblait avoir entendu cette nuit la porte s'ouvrir, un homme entrer dans sa chambre..... Un homme! Quel autre que Joscius? Oh! oui, c'était bien son époux; pourtant il n'avait pas ses traits..... Alors elle n'avait plus rien vu, mais elle gardait encore l'impression du frémissement étrange qu'elle avait éprouvé en le sentant à côté d'elle... Hélas! ce n'était qu'un vain songe, car son Joscius n'était plus là, et comment ne fût-il pas resté jouir de l'enivrement enchanteur qu'elle eût partagé avec lui?

Alors elle ressentit cette inquiétude vague qui parfois assiége l'âme comme le pressentiment d'un prochain malheur. Elle prit un sifflet d'or au chevet de son lit et appela ses chambrières, elle leur trouva l'air sérieux et composé ; il était évident qu'elles voulaient être questionnées. Les appréhensions de la châtelaine en augmentèrent, mais elle ne leur dit rien pour les autoriser à débiter leurs nouvelles. Dès qu'elle fut habillée, elle les congédia en leur donnant ordre de faire venir Becq-Meilh sur-le-champ. Les chambrières, jugeant au ton de leur maîtresse que toute avance indiscrète serait mal venue, obéirent sans répliquer.

Manfa s'assit, ses genoux ployaient sous elle. Son beau visage, couvert d'une douce pâleur, conservait bien encore l'apparence des sentimens nouveaux qui avaient charmé son réveil, mais une agitation pénible la dominait alors : sa langueur s'était tournée en fatigue, son trouble en inquiétude, sa joie en abattement. Enfin, Becq-Meilh entra, il ôta gravement son chapeau et s'avança d'un air raide jusqu'à deux pas de Manfa. Ses sourcils froncés formaient une ligne noire sur son front. Il croisa les bras, sans parler, et fit un salut guindé pour exprimer qu'il attendait ses ordres. Manfa frémit : elle avait lu dans les yeux du sénéchal la confirmation de ses craintes.

— Becq-Meilh, quelle heure est-il? dit-elle d'une voix tremblante.

— Une heure après midi, répondit-il gravement.

— Déjà! D'où vient que le château est plongé dans ce grand silence?

— C'est qu'on y fait peu de bruit, répondit-il du même ton.

— A quoi s'occupent nos hôtes?

— Ils sont tous partis, madame.

Manfa tressaillit.

— Et mon époux? demanda-t-elle faiblement.

— Parti, murmura-t-il en levant les yeux au ciel.

— Ce n'est pas possible! s'écria la jeune femme en se levant de son siége où elle retomba sans force : Becq-Meilh, au nom du ciel! dites que c'est un jeu, une surprise, Joscius ne peut être parti....

— C'est la vérité, madame. Il m'a chargé de vous informer que son absence ne serait pas probablement de longue durée.

Manfa était accablée, son beau sein palpitait avec force, sa respiration était oppressée; tout marquait en elle une agitation et une douleur violentes.

— Il a voulu vous dire adieu, poursuivit Becq-Meilh, à qui le chagrin de Manfa inspirait quelque chose approchant de l'attendrissement; mais vous étiez endormie, il a craint de vous réveiller.

— Oh Joscius, Joscius, murmura-t-elle.

—Il n'a pu différer de partir attendu la gravité des circonstances, il va trouver notre honorée souveraine à Redon. Ne vous chagrinez pas, madame, il reviendra prochainement... Songez que votre santé est bien précieuse aujourd'hui.

Becq-Meilh était à bout de consolations; il quitta un rôle tout nouveau pour lui et reprit son attitude grave et sombre. Voyant que la chatelaine, plongée dans ses réflexions, avait oublié sa présence, il lui demanda si elle n'avait pas d'autres ordres. Manfa lui fit signe qu'il pouvait se retirer. Il le fit sans mot dire et sans rien perdre de son flegme; seulement, en ouvrant la porte, il tourna vers elle un regard empreint de colère et de pitié, comme si en la maudissant à cause des peines de son maître, qu'il lui attribuait, il ne pouvait néanmoins se défendre de compatir à l'affliction de cette aimable créatu...

Manfa passa la journée dans les pleurs. Pour la première fois de sa vie, la crainte affreuse d'un abandon s'était glissée dans son âme. La foi profonde en la tendresse de Joscius, qui l'avait autrefois consolée de ses longs ennuis, fut subitement ébranlée. Cependant son amour était trop sincère pour admettre le murmure; elle ne se plaignit pas de l'inconstance de son époux; elle aima mieux croire que les charmes qui l'avaient séduit avaient perdu leur empire, et s'accuser elle-même que de murmurer contre lui. Cependant la conduite de Joscius, qui lui eût semblé toute naturelle la veille, lorsqu'elle gémissait de sa stérilité, l'était bien moins aujourd'hui après l'annonce publique qu'il avait faite de sa grossesse. Comment avait-il pu se résoudre à la délaisser dans cet état nouveau, où elle sentait instinctivement que la femme se pare de grâces touchantes qui font naître des sentimens moins vifs que l'amour, mais plus doux ; et quand elle aurait dû lui devenir chère, sinon pour elle-même, au moins à cause du précieux gage qu'elle portait dans son sein ? De ces réflexions au doute il n'y avait qu'un pas : Manfa l'eut bientôt franchi... mais elle n'en fut pas mieux instruite, car elle ne comprenait pas quel intérêt il aurait eu à l'abuser. Cet état était trop douloureux pour pouvoir durer, Manfa voulut y mettre un terme. Un moyen s'offrit à elle, elle le prit sans hésiter ; le chagrin avait abattu sa fierté et rendu son esprit crédule.

Aux premières ombres du soir, elle s'enveloppa dans une mante, et congédiant les chambrières qui se présentèrent pour la suivre, seule elle passa la barbacane aux yeux des soudards étonnés, s'avançant d'un pied léger vers le Beg-ar-Raz, déjà enseveli dans la brume. Un ciel sombre s'étendait sur cette solitude funèbre; on n'entendait d'autre bruit que les sifflemens du vent dans la bruyère desséchée, et les mugissemens de la mer qui s'engouffrait dans le détroit. Quelques oiseaux de nuit volaient à travers les monticules et les vallons dont les ondulations donnaient l'idée d'une mer furieuse avec ses vagues élevées et ses gouffres frémissans que la main de Dieu eût tout-à-coup arrêtée. Leurs cris aigus semblaient les plaintes des âmes en peine, qui avaient trouvé la mort dans la baie des Trépassés, funeste plage où la tempête vomit chaque jour ses victimes.

La jeune châtelaine, familière à ces scènes lugubres qui avaient bercé son enfance, marchait avec vitesse dans cette terre aride, sillonnée d'étroits sentiers. Elle ne craignait aucun danger, car elle était sur ses domaines, et elle pouvait apercevoir dans les nuages la bannière de Cap-Sizun flottant majestueusement sur la haute tour du Northman. Cependant elle n'avait pu se soustraire à l'influence magique de ces lieux effrayans. Parfois elle levait la tête et regardait en frissonnant autour d'elle, comme si elle s'attendait à voir une sarabande de fées et de Poulpiquets déboucher du fond d'un vallon, ou le Cariqell-an-Nankou, sinistre messager de mort. Mais aucun être animé ne troublait le silence et la solitude, aucune apparition ne s'offrit à elle; l'heure où les démons peuvent quitter leur sombre retraite n'avait pas encore sonné.

Elle arriva en peu de temps à la hutte de la Lovrés. Des bouffées de flamme et de fumée noire sortaient par la porte ouverte. A son approche, le grand chien s'élança à travers le feu en soulevant mille étincelles, et courut à elle en aboyant avec fureur, mais après l'avoir flairée, il s'apaisa soudain, remua la queue et la précéda dans la hutte où il reprit sa place devant le chauffoir.

— Qui vient là ? dit la Lovrès ; Anaoun (1) est trop doux pour un étranger et trop froid pour un ami. Sainte Anne, que vois-je? notre maîtresse !

Elle se leva à la hâte et salua humblement Manfa arrêtée à la porte de la cabane.

— Tous les anges et les saints vous bénissent, ma chère dame ! dit-elle ; vous plaît-il d'entrer dans ma pauvre demeure ?

Manfa, surmontant la répugnance que lui causaient le triste aspect de la cabane et le préjugé qui pesait sur les caqueux, pénétra résolument sous le toit de la Lovrès.

— Soyez sans crainte, la contagion n'est pas ici ; le noble seigneur, votre époux,

(1) Trépassé.

s'est souvent assis devant cet humble chauffoir.

En parlant ainsi, elle prit dans un coin un escabeau boiteux qu'elle épousseta avec un coin de son jupon et l'avança à la châtelaine qui s'y assit sans parler.

Un moment de silence suivit. Manfa ne savait comment s'expliquer sur le sujet délicat qu'elle avait à cœur d'éclaircir. Avec moins d'innocence, cette tâche eût été plus facile; elle craignait d'en trop dire ou de n'en pas dire assez, et tout en recourant aux lumières de la Lovrès, elle ne voulait pas s'humilier devant elle ni perdre de sa dignité.

La vieille, sans y paraître, l'observait avec soin; instruite par une longue expérience, elle cherchait à deviner sur ses traits quel grave motif avait pu conduire la noble dame de Cap-Sizun sous son toit proscrit, à une heure si avancée ; car, sans se l'avouer, elle comptait moins sur son art que sur sa sagacité, ou elle les confondait ensemble. On lui doit cette justice, la Lovrès n'était point sorcière, elle ne portait point sur l'épaule la marque du diable imprimée avec un fer froid ; elle n'avait jamais assisté à la messe du mercredi qui se célébrait à minuit dans la baie des Trépassés, où accouraient en foule toutes les sorcières de l'Armorique. Sa science se bornait à certaines pratiques mystérieuses tolérées par l'église sous le nom de superstitions, et que ses ministres ignorans étaient souvent les premiers à propager. L'isolement dans lequel sa naissance la reléguait, le mystère qui par suite s'attachait à elle, tout lui donnait un crédit qu'elle n'eût pas obtenu dans une meilleure condition. Si elle n'en perdait rien en mépris et en abjection, elle y gagnait en importance, et voyait souvent ceux qui la dédaignaient le plus réduits à se confier à elle. C'est sans doute à toutes ces causes qu'on doit attribuer le penchant des Lovrès à pratiquer cet art comme héréditaire dans leur race, qui mena au bûcher bon nombre de ses adeptes. Elle était de bonne foi et la première à se faire illusion sur la vertu de ses charmes; aussi ignorante que ceux qui la consultaient, il était naturel qu'elle partageât leurs préjugés, mais elle ne servait pas aveuglément leurs passions; elle voulait bien aider l'amour, jamais assister la vengeance. Elle était bonne à sa manière : sa conscience lui permettait de faire échouer un vaisseau, elle lui défendait de jeter un mauvais sort. Elle n'allait pas au sabbat afin d'aller en paradis.

La Lovrès rompit la première le silence. Elle croyait avoir deviné la cause de l'inquiétude qu'elle lisait sur les traits de la jeune femme.

—Le noble seigneur, votre époux, est parti cette nuit, dit-elle.

Manfa soupira, la Lovrès poursuivit.

— Oui, je l'ai vu, il a passé comme un tourbillon devant moi, pendant que je ramassais quelques poignées de bruyère. Sainte Vierge! qu'il avait l'air défait! Il talonnait son bon cheval qui semait le feu derrière lui. A les voir courir à travers les monts et les plaines, on aurait cru qu'ils n'étaient pas de chair et d'os, mais j'ai dit la patenôtre blanche (1), ils arriveront sans accident.

— Il était seul? dit Manfa.

(1) La patenôtre blanche, la barbe à Dieu, étaient de certaines formules de prières ridicules auxquelles leurs zélateurs attachaient une grande importance. Voici les premiers mots de la patenôtre blanche : « Petite patenôtre blanche, que Dieu fit, que Dieu dit, que Dieu mit en paradis... » Qu'on juge du reste par le début.

— Bon jour de Dieu, qui l'eût suivi de ce train ? Le baron de Cap-Sizun avec son coursier rapide devance le grand aigle de mer qui poursuit le timide héron ou le labbe qui chasse la vive hirondelle. Ses gens d'armes le suivaient de loin.

— Mon Dieu ! vous m'effrayez, ma mie.

— Soyez sans crainte, ma noble dame. Quand a-t-on jamais vu un cavalier plus ferme en selle ? il conduirait son cheval sur les rochers d'Enez-Sizun... D'ailleurs j'ai dit la patenôtre blanche, c'est tout autant qu'il en faut.

— Sauriez-vous dire pourquoi il s'éloignait avec cette grande rapidité ?

La Lovrès n'avait pas prévu cette question; elle hésitait à répondre.

— Vous avez remarqué qu'il avait l'air défait ?

— Assurément, mais il n'y avait rien de

surprenant à cela après l'avoir vu sur la côte du temps affreux qu'il faisait.

— Ah! il était à la côte? Alors ce n'était bien qu'un songe, pensa tristement la jeune femme. — Y est-il resté toute la nuit?

La Lovrès étonnée regarda Manfa fixement.

— Sainte-Vierge! dit-elle, il serait parti sans la voir! — Ma noble dame, je croyais vous avoir vue sur la tour agiter votre écharpe pendant qu'il s'éloignait.

— Vous vous êtes méprise, dit Manfa froidement. Pouvez-vous me répondre : où a-t-il passé la nuit?

— Tout autre, en vous voyant si belle que les anges du ciel s'humilieraient devant vous, répondrait sans hésiter qu'il l'a passée où l'amour et le devoir l'appelaient; mais non, hélas! il n'en est rien.

La Lovrès dit ces mots avec une assurance qui fit impression sur Manfa; en la trouvant si bien instruite, elle pensa qu'il serait bien superflu de dissimuler avec elle.

— Ah! je vois que vous savez tout, dit-elle avec entraînement; dites-moi donc alors si ses vœux et mes prières seront jamais exaucés.

La Lovrès n'eut garde de répondre, elle secoua la tête en prenant un air réfléchi; mais elle songeait simplement qu'il était bien plus aisé d'exercer son art avec une fille de manant.

La châtelaine y fut trompée, ce silence lui parut la confirmation de ses craintes.

— Vous vous taisez, dit-elle d'une voix éteinte : faut-il en augurer que tout espoir est perdu? ah! je le lis dans vos yeux, le sang du North-Man s'éteindra avec moi!

A ces mots la Lovrès fit un bond sur son

siége, les bras lui tombèrent d'étonnement. Elle fut prompte à se remettre, le sang-froid et la dissimulation faisaient partie de son art, ils en étaient les plus puissans auxiliaires.

— Ma noble maîtresse, dit-elle en prenant un ton d'assurance bien différent de l'hésitation prudente qu'elle avait montrée jusqu'alors; ma noble maîtresse, ne vous désolez pas: il est vrai que le ciel n'a pas béni votre union, mais dix mois s'écouleront encore avant le terme que messire Jean a marqué... C'est plus qu'il n'en faut si le seigneur veut le permettre...

— Bonne mère, vous ai-je bien entendue? je peux encore espérer?

— Je vous le dirai tout à l'heure, répondit gravement la Lovrès. Ah! madame! si vous m'eussiez consultée la veille de votre mariage, que de pleurs et d'angoisses vous auriez pu vous épargner ! Je suis sûre qu'on n'a rien fait pour écarter les maléfices. — Quand vous avez reçu votre anneau de mariage, l'avez-vous laissé tomber avant de le passer au doigt ?

Manfa fit un signe négatif. La Lovrès joignit les mains en levant les yeux au ciel.

— Au sortir de la chapelle, avez-vous passé sous deux épées croisées ? En entrant au château, avez-vous cassé un œuf du pied gauche, et vous a-t-on jeté de l'eau froide sur le corps ?

La jeune femme, effrayée de n'avoir accompli aucune de ces formalités auxquelles la devineresse attachait tant d'importance, n'eut pas la force de répondre.

— Ma noble et chère maîtresse, je ne m'étonne plus de votre malheur ; de funestes influences ont présidé à votre union.

Elle eut l'air de réfléchir et prit un accent discret.

— Vous avez passé seule la nuit de vos noces, dit-elle, c'est encore d'un mauvais présage... Que vous a dit votre noble époux en rentrant?

— Je ne l'ai point interrogé, il n'avait rien à me dire.

La Lovrès parut surprise.

— Vous n'avez pas trouvé que cette absence marquait une bien étrange froideur?
— Mais enfin cela s'est vu quelquefois, soit par vœu ou autrement... Et le lendemain? fit-elle en fermant un œil à demi.

Manfa fut surprise à son tour.

— Mais, bonne mère, qu'ont de commun ces questions avec la cause de mes larmes?

La Lovrès la regarda fixement.

— Ma noble dame, vous devez savoir au contraire qu'elles ne sont pas sans importance

— Si vous le croyez ainsi...

La vieille ne sut que penser. Elle hésitait à croire à tant d'ingénuité et ne pouvait pas s'imaginer cependant que la châtelaine voulût affecter avec elle une innocence virginale.

— Ma gracieuse maîtresse n'ignore pas que son époux a des devoirs à remplir ?

— C'est pour cela qu'il est parti, répondit Manfa tristement.

— Singulier moyen, ma foi, dit la Lovrès entre ses dents. — Il paraît que madame n'a jamais nourri de colombes ?

— Je ne vous entends pas, ma mie.

— Ce sont de gentilles créatures qui enseignent l'amour aux jeunes filles.

La Lovrès s'aperçut qu'elle n'était pas comprise, ses traits ridés se contractèrent, elle attacha un regard inquiet sur Manfa.

— Pourtant hier, au château, on a fêté votre grossesse, dit-elle avec émotion.

— Hélas! je nose plus y croire.

— Mais vous aviez du moins des raisons de la supposer?

— Mon seigneur l'avait annoncée.

La Lovrès jeta un cri en frappant dans ses mains sèches, elle pencha la tête qu'elle couvrit de son tablier, dans l'attitude que prennent les femmes de sa classe pour exprimer le désespoir. — C'est fini, on n'en saurait plus douter! ils lui ont jeté un sort! murmura-t-elle en paroles entrecoupées, et c'est moi malheureuse pècheresse!..... voilà pourquoi l'esprit du North-Man a paru sur la grande tour..... — Je me souviens que messire Jean m'a demandé un philtre trois jours avant le mariage... J'aurais dû prévoir l'usage qu'il en voulait faire, car le démon, dont il avait la figure, inspirait toutes ses actions... C'est égal, j'y peux remédier. Ah! Jean va trouver l'enfer chaud...

C'est bon ! c'est bon ! qu'il y brûle.

Elle releva la tête et fixa ses yeux rougis sur Manfa qui la regardait en tremblant sans oser l'interroger.

— Ma noble dame, dit-elle d'une voix agitée, on a jeté un malin sort au digne seigneur votre époux, seule vous pouvez l'en délivrer.

— Oh ! parlez, s'écria Manfa toute palpitante d'anxiété.

— Je vous avertis qu'il s'ensuivrait de grands malheurs si vous hésitiez à faire ce que j'aurai conseillé.

— Rien ne m'arrêtera ; vous voyez mon impatience.

— Eh ! bien, donc, écoutez-moi. Dès demain vous partirez rejoindre sa seigneurie ; chemin faisant, vous ferez sept stations à autant d'autels consacrés à la Sainte-Vierge, mère de Dieu, vous brûlerez un cierge de cire blanche du poids de sept onces à chacun, et vous mettrez sept deniers dans le tronc. Quand vous serez rendue près de votre époux, vous diviserez en trois parts égales la poudre bénie qui est dans cè parchemin; vous avalerez la première, vous lui ferez prendre l'autre, vous répandrez la troisième part dans son lit; mais il faut que tout se passe à son insu et que personne n'en soit instruit, car autrement le charme serait de nul effet; à l'heure du couvre-feu sa vertu sera la plus grande. Vous réciterez ensuite sept Pater et sept Ave, vous direz sept fois les litanies de la Sainte-Vierge et sept fois *meâ culpâ*; puis, vêtue de la parure qui fait le mieux valoir vos charmes, vous apparaîtrez devant lui belle et radieuse comme un ange descendu du ciel.... Alors vous connaîtrez les saintes joies du mariage et tout sera dit... Dieu vous bénisse, noble dame! je vais le prier pour vous.

En parlant ainsi, la vieille se leva et fut s'agenouiller devant une image du Christ grossièrement sculptée sur un pilastre de granit qui soutenait la toiture de la cabane.

La châtelaine, pénétrée de gratitude, se prosterna à côté de la Lovrès, elle voulut rendre à Dieu de ferventes actions de grâces; mais la joie qui débordait son jeune cœur fut le seul hommage qu'elle offrit pour un bienfait si éclatant. Elle attendait impatiemment que la Lovrès eût achevé sa prière pour l'interroger de nouveau; mais celle-ci paraissait plongée dans une pieuse contemplation, elle fit signe à la châtelaine qu'elle n'avait plus rien à lui dire. Comprenant que son destin dépendait désormais d'elle seule, et craignant de troubler le recueillement de la vieille, Manfa se retira en laissant dans la cabane des marques de sa reconnaissance.

La nuit était sombre, un vent impétueux

soufflait sur les steppes désertes, la mer mugissait sourdement; la terre de Cleden, dans toute sa lugubre horreur, paraissait prête à recevoir ses hôtes nocturnes les démons et les sorciers, qui accomplissaient leurs rites ténébreux sur ses grèves. La jeune femme traversa ces lieux redoutés sans effroi; l'émotion délicieuse dont elle était animée remplissait son âme tout entière; elle ne pensa au danger qu'elle avait couru qu'en arrivant à son château, lorsqu'il n'était plus à craindre.

Elle se rendit à son appartement pour y serrer le précieux charme qui devait sauver son époux et combler leur vœu le plus cher. Elle chercha un endroit assez sûr pour le déposer, mais une crainte superstitieuse l'empêcha de s'en séparer, elle le glissa dans son sein pour qu'il ne la quittât plus. Alors elle voulut se préparer sans délai à exécuter les instructions de la Lovrès. En tout autre cas, elle y eût trouvé des obstacles insurmontables, elle eût été épouvantée à la seule idée du voyage qui lui était ordonné; mais l'objet en était trop important pour lui permettre d'hésiter; et comment eût-elle été arrêtée par les fatigues et les dangers devant l'heureux événement qui devait en être le prix?

Animée d'une résolution dont elle était surprise elle-même, la jeune femme parcourut rapidement le labyrinthe d'escaliers et de corridors qui liaient entre elles les différentes parties de cet immense édifice, construit selon le caprice ou les besoins de chaque baron qui les avait élevées. Elle s'arrêta devant une porte cintrée dans la partie la moins fréquentée du château dépendant des constructions du North-Man. Un rayon de lumière passait entre les ais mal joints; elle ouvrit sans s'annoncer.

Au coin d'une grande cheminée, qui jetait dans la chambre autant de fumée qu'en enlevait le tuyau, étaient assis le chapelain de Cap-Sizun et Becq-Meilh. A leur maintien grave et au silence qu'ils gardaient, on les aurait cru plongés dans un ascétique recueillement; mais les flacons et les deux coupes à demi pleines qui étaient placés sur une table devant eux faisaient craindre que cette gravité ne fût un commencement d'ivresse.

A la vue de la châtelaine, Becq-Meilh fit un bond sur sa chaise; son nez rouge prit une teinte pourprée, il jeta un regard de confusion sur la coupe accusatrice, qui démentait le renom de sobriété dont il était si jaloux, et la vida avec dégoût sur le feu.

— J'avais vraiment soif, dit-il.

Le chapelain avait une réputation assez fortement établie pour n'avoir rien à ménager désormais. Avant de pousser la table pour offrir une place à Manfa, il eut soin d'emplir sa coupe et de la mettre à sa portée.

Pab-Guignolé était le chapelain qu'on devait s'attendre à trouver chez les descendans du North-Man. En entrant dans cet emploi, il avait accepté les traditions de ceux qui l'avaient précédé et s'était appliqué à conformer toute sa conduite sur la leur. Ainsi, chargé de diriger les châtelains au spirituel, il se gardait de toute intrusion malséante dans leurs affaires temporelles. Les casuistes trouveront peut-être cette doctrine des plus subtiles et contraire à l'orthodoxie; mais le digne Pab-Guignolé était un prêtre indulgent; il tolérait, pour l'honneur de la religion, ce qu'il n'aurait pu empêcher. Hors cela, il remplissait exactement ses devoirs. A six heures, chaque matin, il disait une messe basse; à quatre heures de l'après-midi il récitait le chapelet et passait régulièrement une heure dans son confessionnal, qu'il eût ou non des pénitens. Comme c'était après dîner, un malin de Cap-Sizun avait prétendu qu'il allait y faire un somme. Mais c'est sans doute une plaisanterie fondée sur ce que, Pab-Guignolé étant sourd, ses pénitens ne pouvaient se faire entendre de lui qu'en s'exposant à une confession publique ; or, c'était comme s'il eût dormi, pour ceux qui tenaient au secret. Dans l'intervalle de ses devoirs religieux, le chapelain s'occupait à boire; personne n'y trouvait à redire; c'était l'usage du pays. Seulement, comme il buvait beaucoup, sans qu'il y parût jamais, on disait qu'il buvait bien.

Cet excellent chapelain était le seul homme du château avec qui frayât Becq-Meilh, dont le caractère taciturne s'arrangeait parfaitement de l'infirmité du chapelain. Ce qui les séparait des autres était la cause de leur rapprochement. De plus, Becq-Meilh trouvait dans le vieux prêtre un compagnon discret, avec qui il pouvait se dédommager le soir de la contrainte qu'il s'imposait dans la journée.

Becq-Meilh s'étant retiré, la châtelaine entama sans différer le sujet de sa visite.

— Mon père, dit-elle, en élevant la voix, vous avez toujours témoigné un sincère attachement pour le digne seigneur mon époux.

— Comment ne l'aimerais-je pas, Sainte Vierge! je l'ai connu si petit.

— Vous savez qu'il est parti?

— Oui, il va à Redon rejoindre notre souveraine.

— J'ai résolu de le suivre.

Pab-Guignolé la regarda; il croyait n'avoir pas bien entendu.

— Oui, j'y suis résolue, répéta Manfa.

— La saison n'est guère favorable et les

routes sont bien peu sûres, observa le vieux prêtre.

— Je sais qu'un pareil voyage, dans ces temps malheureux, ne peut s'effectuer sans danger... Mais le ciel me protégera.

— Et vous emmènerez sûrement une forte escorte de soudards?

— Je n'en veux point; il ne m'est pas possible d'en prendre.

— Sans doute, sans doute; ne craignez pas d'en trop prendre.

— Je partirai seule, dit Manfa.

— Excusez-moi, ma chère dame, c'est que j'entends un peu haut.

— Je dis que je partirai seule.

Le vieux prêtre hocha la tête par politesse, mais il n'avait pas entendu, ou plutôt il croyait qu'il ne l'avait pas comprise.

— A moins que vous ne consentiez à me

servir de guide et de protecteur, reprit Manfa avec prière.

— Je suis prêt à vous écouter, ma chère dame; récitez le *confiteor*. Une conscience nette rend le chemin plus coulant.

—Auparavant répondez-moi. Voulez-vous m'accompagner ?

Le chapelain fut tout saisi.

— Ah! ciel de Dieu! depuis vingt ans je n'ai pas quitté le château! qui dira ma messe? qui fera tête à Becq-Meilh? — Ma chère dame, avez-vous bien réfléchi à ce que vous allez faire? Songez que les routes sont infestées de soldats Français, Anglais, Espagnols, toutes les nations courent le pays.

— Je sais tout cela, mon père, et cependant ma résolution est prise. Jugez si c'est une cause légère qui me décide à ce voyage.

— Ce que femme veut, Dieu le veut, murmura le chapelain, en s'agitant avec douleur; que j'étais loin de prévoir le coup qui vient me frapper! Holà, holà, pauvre vieux! quitter toutes mes habitudes, laisser mes ouailles sans messe et sans confession, pour aller chevaucher avec une troupe de gens d'armes.

— Je vous ai dit que nous n'aurions point d'escorte; ainsi, bon père, rassurez-vous.

— Pas d'escorte! ai-je bien entendu? s'écria Pab-Guignolé; ah! ça, c'est donc à la boucherie que vous voulez m'envoyer? ah! bon Dieu, soutenez-moi!

Et le digne homme, pour se fortifier le cœur, prit sa coupe d'une main tremblante et la vida sans prendre haleine.

— Pab-Guignolé, dit la jeune châtelaine d'un ton calme, puisqu'il en est ainsi je ne dois plus insister. Vous êtes libre, demeurez ici... je ferai seule mon pèlerinage.

— Vous n'y pensez pas, madame, une

personne de votre rang! la jeune épouse de l'amiral! devrais-je y laisser mes vieux os, je ne le souffrirai pas.

—Vous consentez donc à m'accompagner, bon père?

— Comme on consent à mourir, soupira Pab-Guignolé; nécessité fait vertu... — et, ma bonne dame, à quand est fixé ce voyage ?

— A demain , au point du jour.

La résolution désespérée du vieux prêtre fut bien près de s'évanouir à ce mot, mais la baronne réussit à le persuader, et, quand elle se crut sûre de lui , elle se prépara saintement à effectuer son pèlerinage en demandant l'absolution de ses péchés.

XI.

Le lendemain, Pab-Guignolé, debout avec l'aurore, sortit de sa chambre le cœur gros et le visage abattu. Le digne homme avait eu son repos troublé par de sinistres visions; toutes les histoires qu'il connaissait d'aventures tragiques arrivées à des voyageurs s'étaient reproduites dans ses rêves; aux dangers de toute sorte qu'il pouvait réellement craindre, son esprit troublé en ajoutait d'imaginaires. Il tremblait de tomber au pouvoir des Sarrasins qui l'emmèneraient en esclavage dans un pays infidèle d'où le vin était banni, et de souffrir toutes les horreurs de la soif en traversant les déserts dont il avait ouï parler comme étant situés quelque part en Bretagne ou en Palestine, il ne savait pas au juste. Pour se prémunir contre un si affreux tourment, le bon chapelain s'était précautionné d'une gourde dont la grande capacité donnait la mesure de ses craintes. Sa prévoyance ne s'était pas arrêtée là. Pour se garantir des intempéries de l'air, il avait pris par-dessus sa meilleure soutane un manteau à capuchon, espèce de cougoul qui l'enveloppait entièrement. Ses pieds, entourés de flanelle, ballottaient dans de larges bottes de buffle montant jusqu'au milieu des cuisses,

Quant au spirituel, il portait un crucifix à son cou, un gros bréviaire sous son bras, et sur sa poitrine un reliquaire renfermant de l'herbe d'or, des cheveux de son patron et trois gouttes de lait, tombées sur une feuille de chêne, de la troisième mamelle que Dieu donna à sainte Blanche, mère du bienheureux Guignolé, lorsqu'elle mit au monde trois enfans.

Le digne chapelain, traînant ses bottes par les salles et les corridors, se rendit chez la châtelaine. La gêne de cet accoutrement avait effacé les ravages d'une nuit d'angoisses, son nez camard avait recouvré son lustre un moment terni. L'expression désolée qu'il prit en abordant Manfa contrastait si singulièrement avec son visage rubicond, et toute sa personne avait une si plaisante tournure, que la jeune femme conserva difficilement son sérieux. Elle était vêtue d'une robe noire, à collet tombant, telle qu'en portaient les pèlerines, d'où le nom a resté à cette partie de l'ajustement des femmes; un chapeau de feutre à grands bords couvrait sa tête et ses joues. Manfa remercia le chapelain de son exactitude et lui dit ce qu'elle put imaginer pour calmer les appréhensions que le voyage lui inspirait. Peut-être eût-elle eu besoin elle-même qu'on remplît le même office avec elle, mais, n'ayant d'encouragemens à attendre de personne, la noble dame puisait sa force dans son amour pour Joscius et dans la sainteté du devoir qu'elle accomplissait.

Ils descendirent dans la cour qui était encore déserte; deux palefrois ayant des portemanteaux en croupe furent amenés par un varlet devant le montoir. Le cœur da Manfa battait bien fort, elle éprouvait cette émotion qui assiége l'âme au moment de réaliser une importante résolution; pourtant elle n'hésita pas, et, sautant légèrement sur son palefroi, sans attendre qu'on lui offrît l'étrier, elle montra ainsi son impatience de partir.

Pab-Guignolé fut plus long à se mettre en selle; cependant, à force de geindre et de soupirer, il finit par y arriver; aux soins qu'il prit pour s'y établir à l'aise, on aurait cru qu'il comptait y passer sa vie. Enfin il fut prêt, mais la herse était baissée; il fallut aller chez Becq-Meilh qui en tenait les clefs durant l'absence de son maître. Au lieu de les remettre selon sa coutume au varlet qui avait la garde du pont, le sénéchal vint en personne pour s'assurer s'il était vrai que la châtelaine voulait sortir ; son arrivée la contraria; ignorant quels pouvoirs Joscius avait pu lui laisser, et sachant que son emploi lui imposait une grande responsabilité, elle lui avait caché son entreprise de peur qu'il n'y mît obstacle. La surprise et le mécontentement que manifesta Becq-Meilh en la voyant équipée en voyageuse lui firent croire que ses craintes étaient fondées; mais elle sut les dissimuler, et, doutant qu'il osât employer la contrainte pour la retenir au château, elle résolut de ne céder devant aucune autre raison.

Le sénéchal, debout devant la herse à laquelle il tournait le dos, serrait fortement les grosses clefs sans se montrer bien disposé à ouvrir. Il regardait tour à tour la châtelaine et le chapelain; et son front sévère se plissait de plus en plus à mesure qu'il remarquait les apprêts annonçant le dessein de faire plus qu'une course ordinaire.

— Becq-Meilh, faites lever la herse, dit Manfa, de ce ton simple et assuré à la fois, que donne l'habitude de commander.

Le sénéchal s'inclina comme s'il allait

obéir, mais pourtant il n'en fit rien.

— Votre seigneurie va faire un voyage? dit-il.

— Vous le voyez, dit Manfa; ainsi donc ouvrez sans délai.

Becq-Meilh secoua la tête et grommela à part soi, sans changer de position.

— Ne m'avez-vous pas entendue? reprit Manfa, d'un ton plus vif.

— Pardonnez-moi, madame.

— Qui vous arrête, alors? pourquoi donc hésitez-vous à faire ce que je vous ordonne?

— Je me demande si mes devoirs me le permettent. Mon maître m'a investi de ses pleins pouvoirs, madame.

— Becq-Meilh, vous n'en êtes pas moins qu'un vassal envers l'épouse de votre maître. Oserez-vous me résister?

Ce ton décidé fit impression sur Becq-Meilh. Il avait appris par les traditions de ses pères que maint sénéchal avait souvent été victime d'un excès de fidélité. Mais c'était moins le châtiment qui l'inquiétait que la crainte d'encourir le déplaisir de son maître.

— Madame, reprit-il, d'un ton qui trahissait sa perplexité; je ne peux consentir à vous voir partir ainsi, les routes ne sont pas sûres, permettez-moi de vous suivre.

— Ma chère dame, prenez-le au mot, s'écria Pab-Guignolé, la protection d'une bonne lance n'est pas une chose à dédaigner.

— Becq-Meilh, répondit Manfa, si j'avais eu besoin de vous, je vous l'aurais fait savoir. — Levez la herse, je vous l'ordonne.

— Soudards et varlets, dit le sénéchal en se tournant vers les groupes de vassaux qui étaient survenus durant ce débat, je vous prends tous à témoin que je cède à l'ordre exprés de la dame notre maîtresse.

En achevant, il ouvrit lui-même la herse et fit baisser le pont-levis.

— Dieu vous conduise, madame, dit-il en saluant Mansa, j'ai fait mon devoir, advienne que pourra.

— Adieu, Becq-Meilh, dit la châtelaine avec bonté; je laisse à votre garde la bannière de Cap-Sizun, vous m'avez prouvé qu'elle est en des mains fidèles.

En disant ces mots, elle s'éloigna rapidement, suivie de Pab-Guignolé, dont le palefroi prenait un train plus vif que le bon père ne l'eût souhaité.

Becq-Meilh fit quelques pas dehors et s'arrêta brusquement en la suivant des yeux d'un air de grande perplexité. — Qu'ai-je fait?... devais-je la laisser aller seule ainsi, exposée à tous les hasards de la route? que dira monseigneur?.... mais elle l'a voulu; il n'était pas en mon pouvoir de la retenir de force !... Résister à une femme quand une fois elle est décidée, j'aimerais mieux tenir tête au diable.... Après tout, ce pèlerinage va sauver les apparences et justifier aux moins crédules l'avènement d'un héritier. Que Dieu accompagne et préserve de tout danger celle qui porte dans son sein le salut de Cap-Sizun !

Nos deux pèlerins marchèrent quelque temps sans parler. Le chapelain avait assez à faire pour se tenir ferme en selle et guider sa monture sur des sentiers difficiles, dont il n'était que trop porté à s'exagérer les dangers.

La jeune femme, livrée à elle-même pour la première fois de sa vie, éprouvait des sensations inconnues. Tout ce qui frappait sa vue avait un aspect nouveau ; à peine reconnaissait-elle le pays qu'elle traversait ; elle remarquait des objets que jusqu'à ce jour elle n'avait pas aperçus, et trouvait plus de grandeur au bruit des flots, au ciel plus de majesté. Nul sentiment de crainte ou de faiblesse ne vint amollir son âme. Elle tourna bien la tête, pour voir encore une dernière fois le gigantesque édifice que ses ancêtres avaient bâti, et le chaste étendard qui flottait au sein des nuages dans les régions de l'air que l'aigle s'est réservées; mais elle n'eut point le lâche desir de retourner : inspirée par le devoir et l'amour, elle contempla sans pâlir l'horizon mystérieux, emblême de sa destinée.

Après deux heures de marche ils arrivèrent à Audierne. Le chapelain eût voulu s'y arrêter, sous prétexte de faire souffler les chevaux ; mais son véritable motif était le désir de visiter le recteur, qui avait reçu de l'abbé de Saint-Sauveur de Redon un tonneau de vin d'Anjou, dont on disait merveille parmi le clergé du pays. Manfa, qui ignorait ce motif déterminant, n'y voulant pas consentir, ils laissèrent Audierne à gauche, et prirent un sentier sur la côte qui conduisait à Notre-Dame de Penhars, où elle avait dessein de faire sa première station.

Vers le milieu de la journée ils arrivèrent à la chapelle. Manfa, conformément aux instructions de la Lovrès, alluma un cierge de cire blanche, du poids de sept onces, devant l'image de Notre-Dame, et déposa sept deniers dans le tronc. Pab-Guignolé, la laissant faire ses dévotions, alla remplir sa précieuse gourde, qu'il avait vidée entre Pontren et Plozevet, s'imaginant, aux grèves et aux plaines arides dont il se voyait entouré, qu'il traversait le désert.

En sortant de la chapelle, Manfa aperçut Audren qui passait à quelque distance. Elle détourna la tête pour se soustraire aux regards de cet homme qu'elle détestait. Soit qu'il ne l'eût pas reconnue ou qu'il voulût en avoir l'air, il continua son chemin sans faire attention à elle. Satisfaite d'avoir évité sa rencontre, sans y penser davantage, elle se rendit à La Baban, gros bourg voisin, où le chapelain avait insisté pour dîner.

A deux heures de l'après-midi, ils se mirent en marche vers Quimper. Faute de route frayée, ils durent suivre les sentiers souvent trompeurs allant d'un village à l'autre, et passer à travers des bois et des landes où ils n'avaient aucun renseignement à attendre. Malgré tous ces obstacles, ils furent assez heureux pour entrer avant la nuit à Quimper.

La châtelaine voyageant incognito, pour se conformer strictement aux conditions qui lui étaient imposées, ne voulut pas loger dans la maison que les barons de Cap-Sizun entreienaient pour leur service à Quimper, ni descendre à l'hôtellerie fréquentée par la noblesse. Elle s'arrêta à une auberge de second ordre, recevant des bourgeois et des marchands, sachant bien qu'elle y trouverait, sous la protection du chapelain, qui devait passer pour son oncle, plus d'égards que partout ailleurs. Son attente ne fut pas trompée, on l'entoura de tous les soins désirables; et Pab-Guignolé, qui avait craint de faire un mauvais souper, sortit de table tout guilleret.

Le lendemain, de grand matin, elle alla faire ses dévotions à l'autel de Notre-dame de la Chandeleur, l'une des paroisses de la ville desservie dans la cathédrale. En rentrant à l'auberge, la châtelaine, qui désirait de quitter Quimper au plus tôt, chercha le garçon d'écurie pour lui commander de préparer les chevaux. Comme elle entrait dans la cour, l'hôte vint à elle de l'air le plus respectueux, et regardant avec mystère autour de lui, comme s'il eût craint d'être aperçu ou écouté.

— Madame n'est pas ce qu'elle paraît, dit-il en saluant de nouveau.

— Qui vous le fait croire? dit Manfa.

— J'ai mes raisons pour le savoir. Excusez la liberté, c'est une affaire d'importance.

— Je suis prête à vous écouter, répondit la jeune femme étonnée de ce début.

— Oui, une affaire d'importance, ou je serais bien trompé, car il a mis assez du sien pour me tirer les vers du nez; mais à d'autres, mon fiston, depuis tantôt trente ans que je suis dans le métier, je connais mon devoir à l'endroit des voyageurs qui favorisent ma maison.

— Que voulez-vous dire, mon ami?

— Votre seigneurie a bien de la bonté

pour moi ... elle peut être en repos, j'ai su tenir la bouche close ... à la vérité, je n'avais pas grand' chose à dire, puisque je ne savais rien, mais je l'ai fait s'expliquer.

— De grâce, vous-même expliquez-vous, interrompit Manfa d'un ton d'impatience inquiète.

— Voici, madame, excusez-moi, c'est que je n'ai pas l'habitude de parler à des dames du rang de votre seigneurie. — En deux mots, voici l'histoire ... Comme j'entrais à l'écurie ce matin, non, je venais d'en sortir ... au surplus cela n'y fait rien, un homme est arrivé à moi, il m'a dit bon jour honnêtement et s'est mis en train de jaser... je vais couper au plus court ... Après avoir bien pris son temps, il a fini par me demander tout bonnement si je savais où vous alliez; j'ai dit non, c'était mon devoir, et de vrai, n'en sachant rien, je n'avais garde d'être indiscret.

— Quel homme était-ce? dit la jeune femme alarmée.

— Ma foi, c'était un homme ... ni jeune ni vieux ... entre deux âges. Avait-il les poils blancs ou blonds, je n'oserais pas en répondre, vu qu'ils étaient peut-être noirs. Quant à sa taille, c'était une taille ordinaire.., six pouces de plus, de moins que moi, je ne l'ai pas mesuré... et voilà... votre seigneurie le reconnaîtra facilement.

Cette onclusion était déduite arbitrairement; néanmoins Manfa n'y fit aucune objection, remerciant l'hôte de son avis, sans lui dire ce qu'elle en pensait; elle partit un moment après avec Pab-Guignolé dûment lesté de soupe aux choux. Une minute de réflexion avait dissipé les craintes que cette confidence lui avait d'abord inspirées; écartant avec une noble fermeté tout ce qui pouvait la détourner de son but, elle ne voulut voir, dans la démarche de l'étranger, que l'impertinente curiosité d'un oisif, qui, l'ayant reconnue, s'informait d'elle pour tuer le temps. Elle ne dit rien à Pab-Guignolé de cet incident, parce qu'elle savait qu'elle n'avait point d'encouragemens à en attendre, et c'était assez de ses propres faiblesses à combattre et à surmonter, sans s'exposer à ressentir l'influence de celles d'autrui.

Occupée de ces réflexions, elle traversa Quimper sans rien remarquer autour d'elle. Avant d'en sortir, elle se rappela qu'elle devait passer à côté de la fontaine de saint Corentin, où les voyageurs avaient coutume de faire une pieuse station en l'honneur de ce bienheureux évêque, dont la mémoire est honorée dans la Cornouaille bretonne.

Mais ils étaient déjà à la porte de la ville; la

route s'étendait devant eux ; il fallait donc qu'ils eussent passé la fontaine. Manfa arrêta son palefroi pour attendre Pab-Guignolé, qui se tenait constamment à quelques pas en arrière, et lui demander conseil. En se tournant vers le chapelain, elle aperçut un homme, arrêté au coin d'une maison en saillie, qui se retira vivement, comme s'il craignait de se montrer. Un frisson la pénétra; dans cet homme, qui semblait l'épier, elle avait reconnu son méchant cousin Sell-à-Gorn. L'idée d'être exposée, seule et sans défense sur une route déserte, aux entreprises d'un pareil être, qu'elle redoutait pardessus tout, parut si terrible à Manfa, que tout son courage l'abandonna un moment. L'hésitation, la crainte, l'abattement succédèrent à la forte résolution qui l'animait depuis la veille, elle fut bien près d'y renoncer entièrement. Mais, quand elle considéra la honte de son retour, la faiblesse qu'il y aurait à fuir devant un danger peut-être imaginaire, son doux espoir perdu, le malheur de Joscius et le sien couronnant sa renonciation, elle s'indigna de sa lâcheté, et le généreux enthousiasme qui l'avait animée naguère vint encore échauffer son cœur. Alors, repoussant jusqu'aux conseils de la prudence, elle ne voulut pas même s'assurer si l'homme qu'elle avait aperçu était réellement Sell-à-Gorn; elle préféra demeurer dans l'incertitude, plutôt que d'acquérir une conviction qui pouvait mettre son courage à trop forte épreuve. Confiante en la Sainte-Vierge, en l'honneur de qui elle faisait son pèlerinage, la jeune femme piqua des deux sans tourner la tête en arrière. A moins d'une lieue de Quimper, elle rencontra, comme un effet de cette protection divine, une caravane de voyageurs parmi lesquels là présence de Pab-Guignolé lui mérita un accueil empressé. Malheureusement elle fut trop tôt privée de leur compagnie; ces braves gens, marchands la plupart, se séparèrent à Quimperlé, où elle s'arrêta pour la nuit.

FIN DU TOME PREMIER.

A LA MÊME LIBRAIRIE.

ROMANS DE LA VIE RÉELLE,

Par Émile Souvestre.

Cette série d'études se composera de huit romans dont nous donnons les titres. Les trois premiers ont paru ; le 4e est sous presse et paraîtra le 15 juillet.

Riche et Pauvre.	*Les Deux Misères.*
L'Homme et l'Argent.	*La Vocation.*
La Goutte d'Eau.	*La Boîte de Pandore.*
Le Mât de Cocagne.	*Kergarantèz.*

HISTOIRE DES FRANÇAIS DES DIVERS ÉTATS AUX CINQ DERNIERS SIÈCLES, par Amans-Alexis Monteil. 8 gros vol. in-8. . . . . 64 fr.

Cet ouvrage est l'un de ceux auxquels l'Institut a décerné l'un des prix fondés par le baron Gobert pour la meilleure histoire de France et les travaux qui s'y rattachent.

HISTOIRE DES IDÉES LITTÉRAIRES EN FRANCE AU XIXe SIÈCLE et de leurs origines dans les siècles antérieurs, par Alfred Michiels. 2 beaux vol. in-8. . . . . 15 fr.

DU TRAVAIL INTELLECTUEL EN FRANCE, ou Résumé de la Littérature française, depuis 1815 jusqu'en 1837, par Amédée Duquesnel. 2 vol. in-8, 2e édition. . . . . 15 fr.

TRAITÉ DES MATÉRIAUX MANUSCRITS DE DIVERS GENRES D'HISTOIRE, par Amans-Alexis Monteil. 2 vol. in-8. . . . . 15 fr.

ÉTUDES SUR L'ALLEMAGNE, renfermant une histoire de la peinture allemande, par Alfred Michiels. 2 beaux vol. in-8. . . . . 15 fr.

ÉLIZA DE RHODES, par Amédée Duquesnel. 2 vol. in-8. . . . . . . 15 fr.

BRUNE ET BLONDE, par Pitre-Chevalier. 2 vol. in-8. . . . . . . 15 fr.

RÉVOLUTIONS DES PEUPLES DU NORD, par Chopin, ancien secrétaire du prince Kourakin, ambassadeur de Russie près la cour de France. 4 vol. in-8. (Le 4e volume paraîtra en juin.). . . . . 32 fr.

LETTRES INÉDITES de mademoiselle Philipon (madame Roland) adressées aux demoiselles Cannet, de 1772 à 1780. 2 vol. in-8. . . . . . . 15 fr.

WIELAND ou la Voix mystérieuse, par Brockden Brown. 2 vol. in-8. 15 fr.

HISTOIRE DES LETTRES aux cinq premiers siècles du christianisme, par Amédée Duquesnel. 1 beau vol. in-8. . . . . 7 fr. 50 c.

LA CORSE, rapport sur son état économique et moral, par Blanqui aîné. Grand in-8. . . . . 3 fr. 50 c.

HISTOIRE ÉLECTORALE DE LA FRANCE depuis la convocation des états généraux de 1789, par A. Audiganne, avocat à la Cour royale de Paris. 1 vol. in-8. . . . . 6 fr.

Sous Presse :

HISTOIRE DES FRANÇAIS DES DIVERS ÉTATS AU XVIIIe SIÈCLE, par Amans-Alexis Monteil. 2 vol. in-8.

HISTOIRE DES LETTRES depuis le Ve jusqu'au XVIe siècle, par Amédée Duquesnel. 1 vol. in-8.

RICHE ET PAUVRE, par Émile Souvestre, 2e édition. 2 vol. in-8.

LES DERNIERS BRETONS, par le même, 2e édition. 2 vol. in-8.

LA CHAMBRE DE LA REINE, par Pitre-Chevalier. 2 vol. in-8.

LA PREMIÈRE GERBE, poésies, par Marie-Laure. 1 vol. in-18.

ED[illegible] HUNTLY, ou les Aventures d'un somnambule, par l'auteur de [illegible]land. 2 vol. in-8.

[illegible]RQUIE D'EUROPE, considérations sur son état social, par Blanqui [illegible] Grand in-8.

Paris. — Cosson, imprimeur, rue S.-Germain-des-Prés, 9.

www.ingramcontent.com/pod-product-compliance
Ingram Content Group UK Ltd.
Pitfield, Milton Keynes, MK11 3LW, UK
UKHW021848190726
13855UKWH00001B/207

9 782013 574259